¿PORQUÉ LOS HOMBRES SON TAN DIFERENTES A LAS MUJERES?

Cómo Entender la Mente Masculina para
Hacer Mejores Decisiones en tus Relaciones

PATRICK OGLEY

Índice

Introducción

A menudo se considera a las mujeres como el género misterioso, con complejidades y secretos que sólo ellas pueden conocer o entender. Aunque esto puede ser cierto en muchos aspectos, los hombres también tienen sus propias peculiaridades y secretos que los hacen igual de misteriosos y difíciles de comprender para los del sexo opuesto. Estas diferencias entre hombres y mujeres no siempre se comunican adecuadamente ni se reconocen como esenciales para unas relaciones fluidas y viables, y pueden dar lugar a problemas y conflictos diversos más adelante.

A lo largo de la historia, la división entre hombres y mujeres siempre ha sido controvertida. Los roles se han establecido, invertido, cambiado y reestructurado tanto para el hombre como para la mujer en la sociedad. En las culturas antiguas, los hombres solían ser considerados líderes y protectores, mientras que las mujeres debían ser las guardianas de la casa.

El cambio de actitudes en gran parte de la sociedad moderna también ha transformado los roles que tienen tanto el hombre como la mujer, y estos cambios han traído consigo la necesidad de entenderse mutuamente. En las relaciones, la comunicación y la cooperación constantes son necesarias para mantener la confianza mutua entre ambas partes. Si eres una mujer en una relación con un hombre, la forma de entender la forma de pensar de tu pareja también te ayudará a evaluar cómo manejas o respondes a sus reacciones o respuestas dadas a las circunstancias, ya sea que estas circunstancias involucren tu relación como pareja, tu familia u otras personas o situaciones a tu alrededor.

¿Le cuesta entender por qué su cónyuge, novio o pareja maneja un asunto o responde a una persona de la manera en que lo hace? La confusión puede deberse a que no se ha dado cuenta de lo diferente que es la psique masculina en comparación con la femenina. Al fin y al cabo, estas diferencias son las que hacen que tanto los hombres como las mujeres sean tan interesantes y se atraigan mutuamente en muchos aspectos, pero una comprensión y apreciación inadecuadas de las estructuras masculinas y femeninas también pueden provocar problemas.

Los hombres y las mujeres han tenido que crecer juntos y adaptarse a entornos cambiantes desde el principio de los tiempos. Hace miles de años, las primeras tribus humanas pasaban gran parte del día cazando para alimentarse y recogiendo provisiones, y hombres y mujeres tenían que hacerlo juntos. El comportamiento promiscuo y la poligamia también estaban más aceptados.

A medida que se desarrollaban las costumbres sociales y que las expectativas de responsabilidad masculina eran más claras, el comportamiento polígamo se convirtió en una práctica menos habitual.

El desarrollo del lenguaje y el poder de la comunicación a través de la palabra hablada y escrita permitió a hombres y mujeres conocer mejor sus sentimientos, sus aspiraciones y sus deseos de entenderse mejor. La prosa, las obras maestras de la literatura y otras formas de comunicación se convirtieron en parte del modo en que ambos géneros intercambiaban halagos y promesas de lealtad. La música y las artes también se convirtieron en otra poderosa herramienta que tanto los hombres como las mujeres emplearon para llegar al sexo opuesto.

En general, la historia muestra un cambio importante en los roles de género cuando la agricultura se convirtió en una fuerza motriz alrededor del año 5000 a.C., ya que se empezaron a utilizar grandes herramientas y maquinaria agrícola en los grandes esfuerzos agrícolas. Como las mujeres no podían competir con el tamaño y la fuerza de los hombres, quedaron marginadas a otras tareas, lo que creó una perspectiva servil que todavía impregna el pensamiento en gran parte del mundo actual. A medida que el matrimonio y las expectativas familiares también se hicieron más frecuentes en las sociedades, también lo hizo la necesidad de que las mujeres aceptaran papeles menores en comparación con los hombres, considerados por la sociedad como superiores.

Pero a medida que la sociedad ha progresado, las situaciones económicas y las costumbres cambiantes también han ampliado los límites entre los géneros, y hoy en día tanto los hombres como las mujeres en las culturas progresistas. disfrutan de muchas de las mismas libertades en cuanto a oportunidades educativas, opciones de empleo y derecho al sufragio. A medida que evolucionan las actitudes hacia el matrimonio y la sexualidad, también lo hacen las normas y prácticas en las relaciones entre hombres y mujeres y la forma en que ambos géneros se relacionan con sus diferencias.

Por mucho tiempo que lleves en una relación con tu marido, novio o pareja, es imposible que entiendas todo lo que hay que saber sobre él, sus antecedentes, sus puntos de vista sobre la familia, sus actitudes hacia los roles en la familia y el trabajo, o cómo se enfrenta a las situaciones de conflicto.

Intentar comprender a los hombres es un proceso continuo que no terminará en el momento en que creas que lo has descubierto todo. Es un viaje que tendréis que hacer durante el resto de vuestra vida en común, con nuevos y emocionantes descubrimientos a cada paso del camino.

(Un obstáculo del que suelen quejarse las mujeres cuando hablan de entender a los hombres es el hecho de que, en general, a los hombres no les gusta hablar demasiado de sus sentimientos y emociones. Las mujeres suelen estar dispuestas a desnudar sus perspectivas, opiniones y experiencias más profundas, compartiendo sus sentimientos, sobre todo, desde lo más mundano hasta lo más importante.

Los hombres, en cambio, suelen tener que ser empujados y coaccionados para que compartan sus percepciones, lo que dificulta la comunicación.

Esta barrera de comunicación puede ser un punto de conflicto si no se resuelve, y aunque los hombres tienen que entender la importancia de compartir sus pensamientos y sentimientos con sus esposas y novias, también es necesario que las mujeres se den cuenta de que los hombres no están conectados de esa manera en su mayoría. En su lugar, las mujeres deben fijarse en otros signos de comunicación no verbal que los hombres también utilizan, consciente o inconscientemente, para transmitir sus sentimientos y emociones.

¿Estás realmente involucrada en la relación con tu pareja, cónyuge o novio y realmente quieres que funcione?

Si la respuesta es afirmativa, un conocimiento más profundo de los hombres y de sus misterios te convertirá en una compañera de relación mejor equipada e informada, y también te ayudará a gestionar aquellas circunstancias en las que tu reacción o respuesta sería normalmente diferente a la de tu pareja masculina.

En las próximas páginas, profundizaremos en algunas técnicas que puedes utilizar para leer en la mente de un hombre y averiguar lo que realmente dice o no dice, lo que los hombres realmente quieren y lo que les atrae, lo que les hace comprometerse y lo que les apaga, y cómo puedes relacionarte mejor con sus intereses, deseos y aspiraciones para estar más en sintonía con su funcionamiento interno.

¿Es difícil entender a los hombres? En realidad, no, si te tomas el tiempo necesario para saber qué es lo que les mueve y cómo llegar a ellos. Todo lo que tienes que hacer es entender cómo están conectados los cerebros y los cuerpos de los hombres, y esto te pondrá en el camino correcto para entender qué es lo que hace a los hombres las criaturas intrigantes que son.

Cómo leer sus mentes

SI PUEDES DOMINAR el arte de leer la mente de un hombre, entonces ya tienes una gran ventaja en la dirección correcta, Recuerda, los hombres no siempre te darán @ pedazo de su mente o te dejarán echar un vistazo a lo que hay dentro, así que tendrás que escuchar lo que se dice entre líneas, o mirar otras señales o formas de comunicación que pueden estar enviando hacia ti.

Empecemos por el hecho de que los hombres son criaturas muy visuales. Los hombres se sienten atraídos en primer lugar por el atractivo físico, especialmente a primera vista.

. . .

Algunos hombres se sienten atraídos al instante por una cara bonita, una sonrisa dulce, una figura sexy o unas bonitas curvas en los lugares adecuados, pero lo que más les atraiga también les distraerá al instante.

Puede que haya docenas de mujeres hermosas alrededor, pero la atención de su hombre será captada instantáneamente por alguien que se ajuste a su tipo, y probablemente no verá a ninguna de las otras alrededor, al menos por un tiempo.

También debes saber que, para muchos hombres, el atractivo físico no se limita a la apariencia. También puede ser la forma en que una mujer camina o se porta con confianza, o la forma en que lo mira y sonríe desde el extremo opuesto de una habitación, Pero en un sentido general, es el atractivo visual lo que atrae inmediatamente la atención de un hombre, mientras que todas las demás consideraciones seguirían después.

¿Cómo se relaciona esto contigo y tu relación? Cuando salgas en público con tu pareja o tu cónyuge, no te sientas celosa de inmediato cuando sus ojos se desvíen hacia una mujer atractiva. Ten en cuenta que esta atracción visual forma parte de la estructura de los hombres. Esto no significa que tu novio o marido se aleje inmediatamente y coquetee o engañe cuando sus ojos vean a otra mujer hermosa. Sólo significa que sigue siendo una criatura visual cuya atención es fácilmente capturada por el atractivo físico.

Este aspecto del cerebro del hombre también es importante para que lo tengas en cuenta en tus elecciones personales.

Dado que los hombres se sienten atraídos por la belleza física, tú también deberías esforzarte por tener un buen aspecto para tu pareja, sabiendo que esto le proporciona mucho placer, por no mencionar que le hace sentirse orgulloso de mostrarte al mundo. Esto no significa en absoluto que tengas que esforzarte por ser siempre perfecta o establecer expectativas poco realistas sobre ti misma o tu aspecto. Sólo significa que debes esforzarte por estar estupenda para el hombre con el que tienes una relación, porque eres consciente de que eso le atrae aún más.

. . .

Otra forma de leer la mente de un hombre es leer su lenguaje corporal, como la posición de la parte superior de su cuerpo (pecho y hombros). Los hombres son territoriales por naturaleza, y una forma segura de saber si están realmente interesados en hablar contigo es si han girado el pecho y los hombros hacia ti aunque puedan estar haciendo otra cosa o hablando con otra persona. Tienes la atención del hombre cuando tiene el pecho y los hombros apuntando hacia ti.

¿Sabes distinguir entre una sonrisa sincera y una media sonrisa? Para la mayoría de los hombres, cuando te dan una media sonrisa, probablemente están bromeando contigo, diciendo algo en broma o coqueteando contigo. En cambio, una sonrisa sincera y cálida significa que están interesados en mantener una conversación contigo o que están realmente contentos de verte o hablar contigo.

Otro tipo de sonrisa -la media sonrisa con la boca cerrada desde las comisuras de los labios- significa que es tímido por algo o que puede estar ocultándote una sorpresa (como un regalo de cumpleaños del que no quiere que te enteres todavía).

· · ·

Los hombres dicen mucho con sus manos, pero una forma de saber si un hombre está realmente interesado en ti es si te ofrece su mano -literalmente- con la palma hacia arriba, como señal de tranquilidad, consuelo o para hacerte saber que sus sentimientos por ti han pasado de ser sólo físicos a una conexión emocional más profunda. Dado que los cuerpos de los hombres y las mujeres están conectados instintivamente entre sí, este gesto de coger la mano envía señales desde el cerebro del hombre a través de su cuerpo, y las transfiere al tuyo, por lo que sabrás cuánto afecto siente el hombre por ti a través de esta sencilla forma de comunicación no verbal.

¿Te encuentras en una situación difícil o esperas con ansiedad una gran noticia o un acontecimiento que podría causar grandes trastornos o cambios en tu vida? Cuando tu marido o tu pareja te coge de la mano y te la aprieta más fuerte, te está diciendo que está contigo y que se quedará contigo a pesar de todo. Los hombres no siempre lo comunican verbalmente, pero te aseguran su presencia con un fuerte apretón de manos, o con un brazo alrededor de tu hombro o de tu espalda, acercándote a su pecho y metiendo tu cabeza bajo su barbilla.

Cuando se trata de sexo, los hombres también

emiten muchas señales no verbales. En un nivel prima-
rio, los hombres suelen ser los más agresivos sexualmente e inician el contacto sexual, y gran parte de su
lenguaje corporal te dirá si le gustas. Por ejemplo, si se
pone delante de ti con las piernas abiertas, o con los
dedos en el cinturón o colgando del bolsillo del panta-
lón, te está haciendo saber inconscientemente que hay
tensión sexual y que quiere centrar tu atención en su
zona reproductiva.

Puede que tu marido, novio o pareja te bese para
saludarte o despedirse de ti todo el tiempo, pero
cuando el beso en la boca se prolonga durante diez
segundos o más, es una señal segura de que ha estado
pensando en ti durante un tiempo y quiere hacer el
amor contigo. Si estás hablando con tu hombre y se
sigue lamiendo los labios mientras te mira, te está
haciendo saber, consciente o inconscientemente, que
tiene hambre sexual y que tú eres el objeto de su
atención.

Los hombres te harán saber a través de señales no
verbales como ésta que están sexualmente excitados y
que quieren acostarse contigo.

$$\cdot \quad \cdot \quad \cdot$$

En tu relación, es importante entender que los hombres son criaturas muy sexuales, y cuando tu pareja o cónyuge envía estas señales no verbales, tú eres el objeto de su deseo y te está haciendo saber que nadie más tiene su atención en ese momento.

Por otro lado, si estos gestos ocurren muy raramente en tu relación, puede ser una señal de que algo ha ido mal o está fallando. Cuando esa atracción sexual por parte de tu hombre ya no está presente, podría ser una señal de que los obstáculos ya están bloqueando la relación.

El cerebro del hombre no siempre se expresa verbalmente.

Como ya has leído, los hombres emiten muchos mensajes a través del lenguaje corporal y los gestos, así que sé sensible a cómo tu cónyuge o pareja puede estar diciéndote algo simplemente por la forma en que te mira, posiciona su cuerpo hacia ti o cómo te toca. Aprenderás mucho sobre un hombre y lo que está diciendo sólo por esos silenciosos y a menudo sutiles indicios de los gestos de las manos, los ojos, el cuerpo y la cara que revelan mucho de lo que realmente está sintiendo y pensando en su interior.

. . .

Conexiones de hombres con mujeres

¿Crees que, si un hombre es incapaz de entenderte siendo capaz de amar y apreciar muchas de tus diferencias y necesidades, entonces nunca te sentirás realmente "bien" con ese hombre?

¿Qué pasa si el hombre con el que estás no siente que lo entiendes, sus diferencias y necesidades? ¿Y si piensa que no le entiendes? No se trata de ser capaz de comunicar sólo las diferencias, sino de comprenderlas de verdad y hacer los cambios necesarios para satisfacer esas diferencias y necesidades.

¿Cómo se conecta un hombre con una mujer?

Debes entender que no se trata sólo de aprender cómo piensan los hombres. También se trata de un viaje interior y de cómo piensas tú. Cuanto más busques las respuestas en el exterior, más empezarás a buscarlas en tu interior. Tu mundo externo es sólo un reflejo de tu mundo interno, de cómo piensas.

La introspección va a desvelar más cuáles son tus necesidades, como individuo, como mujer, en todo tipo de relaciones.

Esto va a definir lo que es un hombre para ti, porque los hombres en tu vida son sólo un espejo-reflejo de tus creencias y pensamientos. Esto puede estar conectado con las emociones negativas - frustración, resentimiento, tensión, ira - en tu vida y cómo manejas estas emociones. Estas emociones entran en juego cuando tienes una simple conversación con un hombre.

¿Dejas que estas emociones arruinen tus interacciones cuando debe surgir la tensión?

¿O permites que esa tensión te inspire?

Todas estas preguntas son muy importantes para descubrirte a ti mismo, lo cual es un elemento importante para entender cómo piensan los hombres.

. . .

La vida es una serie de elecciones. Hay que dar un salto de fe al entrar en una relación. No hay manera de saber con seguridad si va a funcionar.

Cuando sientes que hay una conexión con un hombre, puede ser peligroso. Empieza por salir a tomar unas copas o a pasar un fin de semana juntos, lo que lleva a una fase de 1 a 2 meses en la que os estáis conociendo y todo es fantástico.

Te estás involucrando física y emocionalmente. La relación, en su conjunto, avanza con bastante rapidez, y te sientes complaciente y cómoda con este hombre, como nunca antes. Entonces, como un interruptor, él cambia. Esto es algo con lo que probablemente puedas asociarte; la mayoría de las mujeres han estado en una relación así antes.

Pregúntese esto: ¿Ha cambiado realmente ese hombre?

¿O es posible que los cambios o el comportamiento que estás empezando a ver sea algo que nunca habías notado antes? La "verdad" te cegó debido a la fuerte conexión que sentiste. Al principio, podría haber habido una parte de ti que se resistiera o rechazará estos comportamientos de alguna manera.

¿Cómo puedes empezar a estar más presente para notar estos comportamientos en un hombre, buenos o malos, desde el principio? De esta manera, puedes avanzar en una relación. De esa manera, puedes tomar decisiones saludables, con respecto a seguir adelante con el hombre que estás viendo o dejarlo ir. ¿Crees que eso sería útil para ti?

Siento que las mujeres tienen una poderosa ventaja cuando se trata de salir con hombres. La mayoría de las veces, son ellas las que hacen la "elección del cortejo". Sin embargo -este es un tema que me apasiona cada vez más- he notado que muchas mujeres no están eligiendo al "Sr. Correcto", sino que están entrando en relaciones con los hombres equivocados debido a sus deseos inmediatos (el tipo de hombre o de relación), sólo para descubrir, bastante rápidamente, que están con un hombre que no encaja con la imagen ideal que tenían en su mente. ¿Has tenido alguna vez esa experiencia?

. . .

Apuesto a que crees que los hombres podrían hacerlo mejor, ¿no? Porque yo sí lo creo.

Y quiero ayudarte a inspirar a los hombres para que inculquen el cambio que quieres ver en ellos.

Ayúdales a mejorar y a hacerlo mejor. Pero antes de eso, tienes que averiguar si un hombre puede cambiar para mejor. Esa sería una habilidad valiosa, ¿no? Porque no se puede cambiar lo que no quiere cambiar. Sólo perderías tu precioso tiempo.

Puedo enseñarte todo lo que quieres saber sobre los hombres, cómo hacerles preguntas reveladoras que te permitan entenderlos mejor, cómo descubrir los problemas que él puede estar enfrentando y, especialmente, cómo ayudarle a entender cosas sobre ti.

También es un gran problema para los hombres el no poder entender a la mujer con la que están. Ten en cuenta que si eliges al hombre equivocado, no hay nada que pueda hacer para ayudarte. Depende de ti seguir los consejos que se exponen en este libro.

. . .

Una frustración común para las mujeres es cómo pueden aparecer los hombres a lo largo de una relación. Al principio, parecen tan fáciles. Pero más tarde, parecen tan difíciles.

Cuando se necesita descubrir la esencia de un hombre, de manera importante, siento que debes preguntarte a ti misma, por qué quieres a un hombre. ¿Por qué quieres entrar en una relación?

Es una pregunta perfectamente válida, porque si estás tratando de llenar un vacío en tu vida, podría resultar en que tomes una decisión precipitada con el hombre equivocado, porque estás eligiendo bloquear la verdad sobre él para llenar ese vacío.

Es muy posible que, debido a tu edad o a cómo terminó tu última relación, no quieras volver a tener una cita. Has dejado el juego de las citas.

. . .

No creas que estás sola en esto. Algunos hombres sienten lo mismo. Entran en una relación con una mujer, donde al principio, es genial. Pero luego, con el tiempo, la persona con la que están saliendo saca su verdadero yo.

Esto puede dar lugar a que algunos hombres no quieran volver a salir con nadie o simplemente se tomen un tiempo considerable para centrarse en sí mismos. Porque la serie de relaciones fallidas y el drama que conlleva es demasiado para hombres y mujeres.

¿Son los hombres realmente tan diferentes de las mujeres? ¿O es sólo que a la sociedad le gusta jugar a la "batalla de los sexos"? Por supuesto, existen las diferencias obvias como los comportamientos, la socialización, la cultura, etc. Dejando todo eso a un lado, hay muchas cosas de los hombres que son iguales a ti que superan las diferencias.

¿Por qué? Podrías pensar.

. . .

Es porque los hombres son seres humanos, como tú. A pesar de lo que pueda parecer en la superficie, los hombres tienen sentimientos, inseguridades, necesidades y miedos. Todas las cosas que tú puedes pensar en tu vida, los hombres también las piensan.

¿Le gusto a esta persona? ¿Qué piensa de mí? ¿Tengo éxito?

¿Va a funcionar? ¿Soy adorable o estoy roto? ¿La gente me aprecia y respeta?

Los hombres quieren ser amados y quieren amar. Quieren ser deseados y desear a una mujer hermosa y sexy, como tú.

Seguridad, protección y previsibilidad. No quieren pasar por una relación, preguntándose si va a durar o se va a deshacer. Por otro lado, quieren aventura, diversión, un comportamiento positivo y espontáneo, al igual que tú.

. . .

A pesar de todo, lo más importante es que los hombres quieren ser comprendidos. Quieren estar con alguien que les comprenda de verdad, pero no de forma que tenga que explicar o justificar sus acciones. Quiere sentirse aceptado y apreciado por la persona a la que quiere.

¿Por qué estás leyendo este libro? Siento que quieres cambiar y hacer crecer algunas cosas de ti mismo. Vida amorosa, sentimientos, experiencias, etc. Creo, que tienes la capacidad de cambiar tu vida amorosa y los hombres en ella. No necesitas tener confianza en ti misma, todavía.

Pon tu fe en mis manos, y al final de esto, tendrás la confianza en tu capacidad de hacer los cambios necesarios que quieres hacer. Y si ya tienes confianza en ti mismo, es genial; simplemente disfruta de la progresión del cambio.

Aquí es donde tienes que asumir la responsabilidad: Debes pasar a la acción.

. . .

Este no es un libro que se pueda leer y dejar de leer, esperando que la información se fije y que su vida amorosa cambie para mejor - no lo hará.

No puede hacer por ti lo que tienes que hacer. Por lo tanto, necesito que me ayudes, que te ayudes. Porque una vez que tengas la capacidad de entender cómo piensa un hombre, será mucho más fácil conseguir lo que quieres.

Hay que dar para recibir. Esto no es una calle de sentido único en la que tú sigues siendo la misma persona, y los hombres son los que tienen que cambiar. Eso es un desastre condenado al fracaso.

Como he mencionado al principio, tu mundo exterior es sólo un reflejo de tu mundo interior. Por lo tanto, tienes que ser la persona con la que quieres estar. Veámoslo de esta manera; si alguna vez has estado con una persona que actúa de forma poco auténtica y poco sincera, ¿qué sueles hacer tú o la gente que habla con ella? Suelen actuar de la misma manera. En cambio, cuando alguien está en un estado de ánimo muy positivo, entusiasmado, feliz y cariñoso, ¿qué le ocurre a la gente que le rodea? Lo mismo, empiezan a sentirse emocionados, felices y cariñosos.

. . .

Las emociones se convierten en algo compartido. Las emociones, buenas o malas, son contagiosas. Si hay algo que hace aflorar emociones negativas en tu interior, es porque ya tenías esas emociones negativas. Cuanto más hagas los cambios en la dirección de la positividad, descubrirás que las personas que empiezas a conocer y con las que te relacionas comparten las mismas emociones positivas que tú.

A medida que tu mundo empiece a cambiar y obtengas nuevas experiencias positivas, se encenderá una bombilla, un momento ah-ha. Empezarás a darte cuenta de que cuanto más miras hacia dentro, más empieza a cambiar tu mundo.

Al aplicar esta información a tu vida, no pienses que es algo temporal. Esto va a ser un cambio en tu estilo de vida, como un todo. No puedes entrar en la mentalidad de que puedes tomar acción temporalmente con esta información, y una vez que tu vida cambie en la dirección que quieres, vuelves instantáneamente a tu antigua forma de pensar y vivir.

. . .

Digo esto, porque la forma en que has estado viviendo te ha dado los resultados que tienes actualmente. Para tener un cambio duradero en tu vida, necesitas cambiar tus hábitos de relación. No hay una "bala mágica". Este libro no cambiará tu vida per se. Sólo tú puedes hacerlo deshaciéndote de las creencias y conductas negativas que tienes actualmente y tomar medidas en base a la información aquí contenida.

Lean esto completamente. Luego, toma cualquier pieza de información que puedas y ponla en práctica lo más rápido posible - es todo lo que pido.

Luego, cuando sientas que has manejado esa área de tu vida, vuelve y aplica algo más. Te prometo que, si puedes comprometerte con este material, será muy gratificante.

No mires a un hombre como un hombre. Míralos como simples personas. Si un hombre tuviera un buen coche, una buena casa, estuviera bien arreglado, ¿te gustaría al instante? ¿Añadiría eso más valor a él? Seguro que sí.

. . .

Podrías considerar que eres segura de ti misma, exitosa e inteligente; por lo tanto, crees que añades valor a la vida de un hombre. Por desgracia, eso no es lo que buscan los hombres.

Algunas personas parecen pensar de forma natural que, si tienen estas cualidades, gustarán a los demás.

La mayoría de los hombres ya tienen valor en su vida por su carrera o sus amigos. No necesitan más valor. Lo que los hombres buscan es una mujer que sea suave, radiante, sexy, vulnerable y femenina. Ahora bien, puedes ser una mujer masculina, pero lo más probable es que atraigas a un hombre más femenino (pero eso puede ser lo que tú quieras). Esto se debe a que naturalmente traes a tu vida a una persona que tiene una polaridad de energía.

Los hombres sólo quieren felicidad, claridad, sentimiento, propósito y simplicidad. Para ello, recurren a las mujeres -a ti- para que les traigas esta energía femenina a sus vidas.

. . .

¿Reconoces a un buen hombre si lo ves? ¿Es difícil encontrar un buen hombre?

¿Es posible que te enfades con los hombres por las cosas que le hacen ser hombre? ¿Has estropeado alguna vez una relación convirtiendo a un hombre maravilloso en una rana?

Este libro le dará claridad sobre lo que es un "buen hombre", o cómo puede estar desconectándose de él.

Mentir, engañar, actuar sin compromiso, dejar la tapa del inodoro levantada, querer mantener sus opciones abiertas, ir en caliente y luego en frío, querer salir de una relación, pero estar desesperado por recuperarte cuando te has ido, cerrarse emocionalmente y luego no ser capaz de controlar su ira, los hombres piensan y quieren sexo todo el tiempo, pero no parecen querer sexo contigo, los hombres esperan que las mujeres sean como los hombres (masculinizando a las mujeres), no escuchan, el "síndrome del perro conejo" te persiguen, pero una vez que te consiguen y te abres a ellos, huyen, no intentan arreglar, sino sólo apreciar tus problemas.

· · ·

Ahora puedes adoptar una posición en tu vida en la que eches la culpa a los demás, o puedes averiguar en qué parte de tu vida te sientes incómoda. Lo que quiero decir con culpa es lo que ves como injusto o las cosas que hacen los hombres que más te molestan. Y por incómodo, me refiero a los "puntos dolorosos" de tu vida, las cosas que más necesitas y quieres de los demás.

Una vez más, esto viene a cuento de que nuestro mundo exterior es sólo un reflejo de nuestro mundo interior. Puedes culpar a alguien y llamarle de todo bajo el sol. O puedes darte cuenta de que esa persona sólo está sacando a la superficie emociones reprimidas.

Empieza por averiguar por qué estás en esa posición en la que ciertas cosas que hace la gente te molestan de verdad.

Por qué escuchar un "no" o estar en una posición en la que no te sientes cómodo con lo que quieres, se te mete en la piel. Esta es un área importante en la que hay que fijarse, para poder descubrir la verdad de por qué haces y quieres ciertas cosas.

· · ·

¿Dónde te sientes incómodo en tu propia vida cuando escuchas un no, te hierve la sangre? A nadie le gusta oír un no. El rechazo, en ese sentido, puede ser una píldora difícil de tragar.

Pero a todo el mundo le gusta oír un sí, conseguir las cosas que quiere y desea. Por supuesto, el sí o el no es sólo una generalización, pero para ser más específicos, ¿esta persona satisface tus necesidades cuando se lo planteas?

Ejercicio:

¿Qué cosas son importantes para ti, como mujer? ¿Qué necesitas para sentirte bien?

¿Cómo es ser un hombre? ¿Qué necesitas para sentirte bien como hombre? Si no lo sabes, no pasa nada. Sólo intento ponerme en la piel de un hombre.

Ahora compara las diferencias entre lo que es importante para ti, como mujer, y lo que es importante para un hombre.

. . .

Puede que descubras que cuando te sientes realmente bien contigo mismo, no tiene absolutamente nada que ver con nadie, sino contigo mismo. Es algo que has logrado o lo que sientes por ti misma. Algunas mujeres sólo quieren ser escuchadas. Un simple y sincero cumplido.

Muchos hombres sólo quieren ser respetados, pero ten en cuenta que el respeto se gana, no se da.

Sin embargo, muchos hombres tienen las mismas necesidades que tú.

2

Lo que los hombres quieren

¿QUÉ QUIEREN REALMENTE LOS HOMBRES? Es imprescindible que conozcas y entiendas lo que quiere tu novio, pareja, marido, para que también descubras por qué responde de una determinada manera, dirige su energía y esfuerzos hacia una determinada actividad o interés, o se apasiona por un aspecto de su vida que a ti no te parece tan importante o fundamental. Los deseos y aspiraciones de los hombres no siempre coinciden con los de las mujeres en sus vidas, y si no se abordan adecuadamente pueden provocar tensiones en la relación.

Quizá sea importante averiguar primero qué quieren los hombres en una relación, para comprender mejor otras prioridades del hombre medio. En un artículo, un experto detalló siete cosas que los hombres buscan en una relación íntima y romántica:

· Elogios y aprobación
· Respetar
· Conexión sexual
· Intimidad emocional
· Espacio
· Tacto físico
· Seguridad

A primera vista, esta lista puede parecer lo mismo que buscan las mujeres en una relación, lo cual es cierto en cierto sentido, pero es el enfoque y la dirección que utilizan los hombres para alcanzar y buscar estos objetivos en la relación lo que los diferencia de la mayoría de las mujeres. Por ejemplo, los hombres no siempre admiten fácilmente que necesitan las profusas palabras de aprobación o elogio de sus parejas, pero esto también les ayuda a sentirse amados y apreciados.

Mientras que son sobre todo las mujeres las que piden constantemente aprobación o seguridad con preguntas como "¿Qué tal estás?" o "¿Qué he hecho con esa cena?".

. . .

Los hombres también necesitan la aprobación constante y el golpe de ego de tu parte. ¿Su marido o novio ha arreglado la fuga del grifo o ha colocado la valla para que sus perros puedan correr por el jardín? Tus elogios verbales y tus palabras de gratitud significarán mucho para tu hombre, así que no te contengas.

Los hombres también necesitan respeto, y la mayoría de ellos lo equiparan al amor. En su artículo, el experto escribe: "Si él siente que lo desapruebas a él, a su carrera o a las cosas que él cree que son parte integral de lo que es como persona, le costará confiar en ti y amarte". El proceso de pensamiento detrás de eso es "Si ella no respeta lo que soy en mi núclec, entonces ¿cómo puede querer realmente lo que es mejor para mí?"

Añade: "Si la pareja de un hombre no respeta su camino o su misión en la vida, entonces le resultará muy difícil sentir algo más que una necesidad ansiosa de distanciarse de ella."

. . .

Como mujer, seguro que quieres que te respeten en casa, o en tu lugar de trabajo o negocio. Tu marido o novio también necesita este respeto, así que asegúrate de asegurarle siempre que su negocio, profesión, intereses y otras actividades son igual de importantes para ti. Para la mayoría de los hombres, su sensación de logro proviene de lo que han conseguido en su profesión o empresa elegida, o en sus actividades de viajes, artes creativas, incluso pasatiempos. Si no le asegura a su interlocutor que sus logros son dignos de atención y respeto, no sólo empezará a cuestionarse a sí mismo, sino que también dudará de la estabilidad y el valor de una relación con una persona que no ve sus actividades como algo valioso.

Los hombres también quieren una conexión sexual fluida con la persona con la que tienen una relación, y el sexo es en realidad una de las formas en que los hombres se comunican con la mujer que han elegido (también son mejores en esta forma de comunicación). Mientras que las mujeres suelen utilizar la comunicación verbal para mostrar su afecto, los hombres utilizan su destreza sexual, así que esto es algo que debes recordar siempre.

· · ·

Puede surgir un conflicto potencial cuando la mujer quiere conectar emocionalmente hablando con su pareja masculina, mientras que el hombre intenta conectar a través de los juegos preliminares y la actividad sexual. La mujer podría ver esto como un intento del hombre de evitar la conversación y limitarse a besarse, pero la mayoría de las veces se trata simplemente de que el hombre inicie la intimidad de la mejor manera que sabe: a través del sexo. En este caso, la desconexión puede solucionarse mediante una comunicación clara y la voluntad del hombre y la mujer de encontrar un punto medio.

Como los hombres suelen ser más sexuales que las mujeres, también tienes que aceptar que para tu pareja o marido puede ser difícil conectar emocionalmente contigo si no habéis tenido ninguna conexión física o sexual durante algún tiempo. Por ejemplo, supongamos que tu pareja ha estado de viaje de negocios durante una semana y llega a casa muy emocionada por verte.

Tú quieres hablar con él sobre el viaje y escuchar todos los detalles, pero lo único que quiere hacer es abrazarte y hacer el amor.

. . .

¿Por qué las reacciones son diferentes? Porque las mujeres se conectan emocionalmente a través de la conversación, mientras que los hombres lo hacen a través de la actividad sexual.

Entonces, ¿cómo se puede encontrar un punto medio cuando esto sucede? Tal vez puedas seguir adelante y disfrutar primero del placer del afecto físico del otro (no es que no vayas a obtener ningún placer de esto de todos modos), y luego, en el resplandor de hacer el amor, puedes iniciar la conversación. Lo más probable es que, como ya está satisfecho sexualmente, tu pareja esté más dispuesta a conversar y a compartir sus historias contigo.

Interconectada con la conexión sexual que los hombres buscan en su relación está también la emoción en la intimidad. La sociedad espera que los hombres sean fuertes y eviten mostrar sus emociones como un signo de debilidad.

Sin embargo, los hombres también tienen las mismas necesidades emocionales y los mismos sentimientos que sus compañeras, y aunque no sean tan llamativos en público, buscarán una pareja con la que puedan abrirse libremente sobre sus inseguridades y logros, fracasos y fortalezas, y sobre cómo se sienten respecto a lo que ocurre a su alrededor.

Esta conexión emocional se ejemplifica mejor cuando escuchas a una mujer que dice: "Realmente se abre cuando estamos los dos solos". Una vez que un hombre ha encontrado una mujer con la que tiene una profunda conexión e intimidad sexual, le resulta mucho más fácil abrirse a esa compañera sobre todo lo que está guardando en su interior, permitiendo a su cónyuge o pareja ver un lado de él que otros no ven fácilmente. Así que, si quieres alcanzar este nivel de conexión íntima con tu hombre, primero tienes que conectar con él físicamente, con la seguridad de que respetas quién es y lo que ha hecho de sí mismo.

Un aspecto muy importante que no debes descuidar en tu relación es la necesidad de espacio del hombre. Muchas mujeres no entienden por qué los hombres se refugian en sus aficiones, deportes o salidas nocturnas con sus amigos, pero no ven la comparación con sus propias actividades recreativas y reuniones con sus propios amigos. Los hombres también necesitan tiempo libre y espacio para respirar, y se apartan de la relación cuando su pareja se vuelve demasiado asfixiante al no permitirles disfrutar de sus propias actividades.

Ten en cuenta que cuando tu hombre te pide espacio, no significa necesariamente que se esté cansando de ti y no quiera pasar más tiempo contigo. Sólo significa que también quiere poder disfrutar de las cosas por su cuenta, o que echa de menos la compañía de sus amigos y quiere divertirse con ellos. Las mujeres también tienen que darse cuenta de que, cuando tienen problemas o cuestiones de pareja, es más probable que recurran a la familia o a los amigos y lo hablen con ellos, mientras que los hombres suelen ir a algún sitio y estar solos para permitirse pensar en ello.

¿Por qué los hombres buscan todos estos aspectos en una relación? Porque al igual que las mujeres, los hombres también buscan seguridad en sus relaciones, y la obtienen cuando han alcanzado la intimidad física, sexual y emocional con su pareja, y tienen asegurado el respeto y el espacio adecuado que se merecen. Cuando estos aspectos están presentes en una relación sana, el hombre tiene una sensación de seguridad y esto mejora en gran medida la forma en que se relaciona con su cónyuge o pareja, La gente suele pensar que son las mujeres las que tienen necesidades emocionales que deben ser satisfechas en una relación, pero también hay que tener en cuenta que los hombres tienen necesidades emocionales y psicológicas que también deben ser atendidas para que se produzca una relación sana y vibrante. Como su pareja, tu papel es tomarte el tiempo y el esfuerzo de averiguar cómo puedes relacionarte mejor con estos deseos emocionales y asegurar a tu marido o novio que estás alineado con sus objetivos.

Los simples estímulos al ego contribuyen en gran medida a aumentar la confianza de tu hombre en sí mismo y a asegurarle que le apoyas en cada paso del camino. No te contengas con los ánimos y las palabras de agradecimiento; nunca se sabe quién puede o no estar dándole esas palabras por ahí, así que quieres que sepa que tiene una fan en ti.

Piensa en cómo un simple estímulo podría levantar su espíritu, especialmente después de un día especialmente duro en el trabajo. Puede que todo hayan sido charlas negativas e informes sombríos en el lugar de trabajo, así que apreciará mucho cualquier palabra tranquilizadora que puedas lanzarle al final del día. Además, ¡es gratis! Las palabras positivas y alentadoras no cuestan un céntimo, así que compártelas con profusión.

3

Por qué los hombres engañan

EN LA CULTURA POPULAR, la infidelidad en las relaciones es un tema muy popular que se retrata y discute en detalle. Los libros, las películas, los programas de televisión, los artículos de periódicos y revistas y otras plataformas de medios de comunicación están llenos de ideas y consejos sobre cómo saber si tu pareja te engaña, cómo afrontar la situación y qué medidas tomar después. Al fin y al cabo, el engaño en las relaciones es algo que ocurre constantemente a muchas personas, independientemente de la antigüedad de su pareja.

Tal vez conozcas o hayas oído hablar de lo que parecía la pareja perfecta que tomó caminos separados porque el hombre le fue infiel o encontró a otra persona. Puede que hayan sido amigos o familiares a los que siempre has admirado y considerado modelos de relación.

¿Alguna vez te has parado a pensar en lo que puede haber provocado los problemas y en lo que se podría haber hecho para mitigar la situación?

Como los hombres son criaturas visuales, es fácil que alguien asuma inmediatamente que cuando un hombre engaña, es porque encontró a alguien más atractivo físicamente que su actual pareja. Sin embargo, muchas veces los hombres no sólo se sienten atraídos por la mujer más joven, más sexy y más bella cuando engañan. Para muchos hombres, es porque están consiguiendo lo que quieren emocional, sexual o psicológicamente de la otra parte.

Puede haber un sinfín de razones por las que los hombres engañan, pero las causas principales suelen remontarse a problemas dentro de la propia relación, o también puede ser la predisposición o naturaleza del hombre a engañar, quizás porque lo ha hecho antes (antes de la relación actual) y le gusta la emoción de todo ello. Según un experto terapeuta sexual, "el engaño es un síntoma generalmente de problemas relacionales, y a veces el engaño es indicativo de un problema individual." "El tipo mujeriego que tiene una novia en cada hotel por negocios, es un tipo de engaño diferente al del hombre que tiene una aventura con su colega", añade,

Otra terapeuta matrimonial y sexual afirma que los hombres pueden ser infieles por muchas razones, como "la emoción de la persecución y la conquista, una adicción sexual, la sensación de que se ven privados o infelices con la cantidad de sexo que tienen con su pareja, el malestar emocional y la sensación de que sus necesidades no son satisfechas por su pareja".

Es interesante observar que, aunque la sociedad suele señalar la falta de satisfacción sexual como una de las principales razones por las que los hombres engañan o se alejan, para muchos es la falta de intimidad emocional lo que les lleva a los brazos de otra mujer. Descubrió que el 47% de estos hombres engañaban a sus parejas porque estaban insatisfechos emocionalmente.

·   ·   ·

"Nuestra cultura nos dice que todo lo que los hombres necesitan para ser felices es sexo", dice Neuman. "Pero los hombres también son seres emocionales. Quieren que sus esposas les demuestren que son apreciados, y quieren que las mujeres entiendan lo mucho que se esfuerzan por hacerlo bien".

Como ya se comentó en el primer capítulo, los hombres no siempre te harán saber verbalmente que necesitan apoyo y reconocimiento, pero lo hacen y de hecho lo anhelan. "La mayoría de los hombres consideran poco masculino pedir una palmadita en la espalda, por lo que a menudo se pasan por alto sus necesidades emocionales", añade Neuman.

"Pero se puede crear una cultura matrimonial de aprecio y consideración, y una vez que se establece el tono, es probable que él lo iguale".

Si bien es cierto que los hombres se sienten inicialmente atraídos por la belleza física, en la encuesta de Neuman sólo el 12% de los hombres dijo que sus otras mujeres eran más atractivas que sus parejas. "A menudo, las mujeres asumen demasiada responsabilidad por su pareja infiel, diciendo, si | estuviera más delgado, si | fuera más [inserte la variable aquí]... pero a veces, realmente, su pareja está pasando por una crisis de mediana edad o está luchando con su propia mortalidad o está frustrado en el trabajo", explican los expertos.

Si sólo se tratara de la belleza exterior, entonces los hombres que están casados o en una relación con mujeres hermosas ya no serían infieles, ¿verdad? Sin embargo, todos sabemos que no es así. Piensa en celebridades que estaban relacionados con mujeres impresionantes y bellísimas y, sin embargo, de alguna manera se fueron a los brazos de otras mujeres.

Esto no quiere decir que usted, como mujer, no deba hacer ningún esfuerzo para mantenerse tan atractiva como pueda para su esposo o pareja.

Recuerde que su hombre quiere conectar con usted. sexualmente, y mantenerse sexualmente deseable para su marido es una forma de hacerle saber que usted piensa en sus necesidades y está dispuesta a satisfacer también sus necesidades y deseos. Pero también debe tener cuidado de no establecer expectativas poco realistas para usted o establecer estándares extremadamente altos e inalcanzables basados en conceptos erróneos.

Tanto la conexión física como la emocional en la relación deben ir de la mano para mantener una pareja sana. Si te tomas en serio lo de entender a tu pareja, hay que esforzarse por cultivar esa intimidad y conexión emocional que él busca. De lo contrario, si él está tratando de conectarse con usted, pero está fallando, esto puede hacer que la disponibilidad que otras mujeres a su alrededor pueden estar ofreciendo, sea vulnerable a la atención y emocional.

Ese estímulo del ego para la psique masculina puede parecer trivial, pero tiene mucho de cierto y puede ser justo lo que su marido o novio está buscando. Los hombres necesitan esa seguridad de que siguen siendo viriles, atractivos y deseables, y cuando los halagos vienen de otra mujer en lugar de ti, la posibilidad de que "te engañe, a los hombres les gusta la atención, en su mayor parte, y esta atención puede ser suficiente para que empiecen a desarrollar una conexión con esa otra mujer.

. . .

Dedicar tiempo a establecer un vínculo real de pareja es de suma importancia para desarrollar esa sana intimidad. Si los dos trabajan y tienen un horario muy ajetreado durante la semana, aprovechen el fin de semana para alejarse de todo y estar plenamente con el otro. No hay nada malo en pasar tiempo de calidad con toda la familia o con otros amigos íntimos, pero a veces es mejor estar primero el uno con el otro, como pareja, y reavivar esa pasión y ese deseo que lo inició todo. Incluso una simple escapada a vuestro destino favorito de fin de semana puede hacer maravillas en vuestra relación y manteneros en sintonía con los deseos y objetivos del otro.

En esta época de avances tecnológicos, es muy fácil que se produzcan engaños. Si no le proporciona la intimidad emocional que su marido, novio o pareja desea, hay muchas opciones a las que puede recurrir. Esto no justifica el acto de engañar, por supuesto.

Engañar en una relación siempre está mal, independientemente de las razones que se señalen como catalizadoras del comportamiento. Pero también vale la pena analizar qué provocó el comportamiento en primer lugar para entender mejor cómo puede evitarse. Al mismo tiempo, no se culpe innecesariamente de los casos de engaño.

Recuerda que, sean cuales sean las razones, un hombre que engaña tomó la decisión consciente de hacerlo, y eso sigue siendo la mayor culpa en la ecuación, especialmente en un matrimonio en el que hay un contrato legal vinculante y se espera que ambas partes sean fieles.

Independientemente de los errores de cualquiera, la infidelidad en una relación, especialmente en un matrimonio, nunca es la solución. A menudo es sólo una cortina de humo para otros problemas relacionales que ya están ocurriendo, pero lo que hace el engaño es agravar el problema e involucrar a otras partes en la situación. Por si sirve de algo, los hombres no deberían tener un nivel de exigencia inferior, especialmente cuando contraen un compromiso como el matrimonio.

DIFERENCIAS CLAVE ENTRE HOMBRES MADUROS E INMADUROS

. . .

Los hombres maduros pueden sentirse cómodos cuando son vulnerables. Auténtico. Decididos. Listos para el amor. Hay 4 áreas clave que te indican si un hombre es maduro. Pero no pienses que sólo porque un hombre es "maduro" es perfecto. Maduro o no, todos los hombres tienen problemas y actúan a veces.

Está claro que los hombres inmaduros van a ser lo contrario de los maduros. Pero identifiquemos los rasgos. Son indecisos, y esto puede ser algo tan pequeño, como averiguar qué comer, hasta algo bastante serio como casarse. Los hombres inmaduros se quejan más; estas quejas pueden llegar a ser no verbales, como cerrarse en banda. Lo más importante que encontrarás con este tipo de hombres es que no tienen dirección en la vida. Estos son los hombres sin propósito que creen que el mundo gira alrededor de ellos. Tienen problemas para comunicarse con los demás sobre sus sentimientos, problemas y deseos. Francamente, la mayoría de los hombres inmaduros son reactivos, mientras que los hombres maduros son proactivos. Esta reactividad puede ponerlos en un estado constante de escapismo.

. . .

Aquí están las tres áreas clave de la madurez:

Emocional: Esto es cuando un hombre puede estar en desacuerdo con algo que dices de una manera madura. No se enfada fácilmente por algo. En cambio, se comunica con usted de manera tranquila sobre cómo se siente y lo que le gusta y no le gusta. No deja que sus sentimientos controlen su actitud. Y, lo que es más importante, no se enfada cuando usted expresa sus sentimientos, necesidades o deseos.

Escucha y actúa en consecuencia. Esto no significa que vaya a "saltar" a lo que usted dice que necesita o quiere, pero sin duda hará todo lo posible para llegar a un acuerdo.

Entiende que tienes esos deseos y que deben ser satisfechos de alguna manera; de lo contrario, el resentimiento puede crecer y la relación acabará por desmoronarse. Otro aspecto emocional es cómo él va sobre sus amigos y su familia. ¿Ayuda o sirve a los demás? ¿Por qué trabaja (hablo de esto en el propósito)? Estas son preguntas que descubrirán el nivel de madurez emocional de un hombre.

. . .

Sexual: La mayoría de las mujeres maduran sexualmente mucho antes que los hombres. El problema para los hombres es que no tienen un buen modelo mientras crecen. La mayoría de los padres no son sexualmente abiertos en primer lugar, y el tema se deja de lado. Los hombres pueden -la mayoría de las veces, no lo hacen- recibir la charla de "los pájaros y las abejas", pero es una discusión tan vaga y sin dirección, que no ayuda a los chicos a ser sexualmente maduros a una edad temprana. ¿Qué se supone que debe hacer un hombre con sus deseos sexuales? En sus primeros años, no saben qué hacer con ellos, así que recurren a la pornografía. Una excelente señal para saber que un hombre es sexualmente maduro es lo cómodo que se siente al hablar de la sexualidad, la suya y la de los demás. Un hombre sexualmente maduro no insulta a una mujer, sólo porque ella también tiene necesidades.

Propósito: Muchos hombres sienten que "necesitan" a una mujer en su vida para sentirse completos. Que no pueden tener una vida exitosa sin que una mujer esté a su lado.

Esto crea una sensación de necesidad, y si algo va mal en la relación, su propósito se ve afectado negativamente. A un hombre maduro le gusta tener mujeres en su vida, pero no necesita una mujer - diferencia clave.

Un hombre con un propósito tiene dirección y objetivos; no se aferra a nadie.

Ese propósito puede ser su carrera o su afición, algo que le apasiona. Es algo más grande que él mismo; suele ser un servicio a los demás. Una buena forma de averiguarlo es cómo habla de su propósito. Si habla mucho de los aspectos negativos de su carrera, no le apasiona. Si habla de todos los aspectos positivos - emoción, entusiasmo, satisfacción- entonces eso es una clara señal de un hombre con un propósito. La mayoría de los hombres con un propósito se centran en el dinero. Esto se debe a que un hombre maduro sabe que el dinero le da opciones, libertad y tranquilidad.

Además, el dinero es una de las únicas cosas en el mundo que es una verdadera medida del éxito. Tenga en cuenta que no se trata sólo de hablar de lo que quiere, sino que debe actuar sobre lo que quiere para acercarse a esa meta.

Todo el mundo tiene sueños; sin embargo, alguien con un propósito trabaja realmente para conseguirlo.

. . .

Por qué un hombre se vuelve inmaduro

No hay un modelo a seguir: Bastantes hombres no tienen un modelo positivo, principalmente su padre, en su vida mientras crecen. Otra cosa puede ser que algunos hombres se sientan solos, porque les falta esa compañía masculina en su vida.

Adicción: El alcohol, el trabajo, la excitación/el riesgo, el sexo.

CÓMO DETECTAR A UN BUEN SUJETO QUE VALE LA PENA CONSERVAR

Es bastante difícil prestar atención a algo de lo que no eres consciente. Es probable que haya habido un momento en tu vida en el que hayas sido completamente ajeno a algo y, una vez que te has enterado, de repente, has empezado a verlo por todas partes. Un buen ejemplo de esto es un coche. Puede que hayas empezado a mirar un tipo de coche que querías, o que simplemente hayas comprado un coche sin importarte mucho el mundo.

. . .

Pero algo que habrás notado es que, una vez que ese coche entró en tu conciencia, empezaste a centrarte en él. Es probable que hayas empezado a ver ese coche por todas partes. Esto se llama activación reticular.

Quiero traer a tu conciencia todos los signos de un hombre maduro; de esa manera, una vez que lo aprendas, empezarás a verlo en todas partes, y si no lo haces, sólo significa que necesitas empezar a buscar hombres de mayor calidad en áreas diferentes a las que ya estás buscando (o posibles tipos diferentes de hombres).

Veamos muchos comportamientos comunes que los hombres dicen y hacen y cómo esto se relaciona con su nivel de madurez. Es posible que hayas tenido alguna experiencia con los tipos de respuestas de la relación que voy a discutir y cómo se relaciona con el nivel de madurez que el hombre tenía en ese momento.

Cuando un hombre no sabe lo que quiere en una relación, esto le hace ser indeciso. Un hombre inmaduro diría algo como: "Creo que deberíamos tomarnos un descanso". Mientras que un hombre maduro diría algo que comienza con: "Me siento..." o "No me gusta..." o "Me resulta difícil..." o "Esto es lo que quiero..."

Debes buscar un hombre que pueda decirte lo que pasa por su cabeza. Porque si no puede, probablemente será muy difícil entenderlo. ¿Cómo puedes aprender sobre él, si ni siquiera se conoce a sí mismo? Si se conociera a sí mismo, lo más probable es que expresara sus sentimientos y opiniones.

Si realmente no sabe cómo se siente o lo que quiere, podría haber algunas inseguridades operando, donde no se siente cómodo expresando sus sentimientos. Esto le hará fingir que tiene un exterior duro, cuando, en realidad, por dentro, es blando.

Cuando un hombre no te devuelve la llamada o termina la relación sin decirte por qué, este signo de inmadurez se debe a que el hombre no quiere tener ningún tipo de conflicto o tensión en su vida. Es más fácil para él dejarte en el polvo mientras sigue adelante.

. . .

No se puede hacer madurar a un hombre si aún no lo es. Esto te pone en la categoría de "arreglar". Y, francamente, no puedes arreglar a alguien que no quiere ser arreglado, por mucho que lo intentes. Sólo puedes darle las herramientas y dejar que las use. Pero sería una pérdida de tu tiempo darle a cualquier hombre las herramientas y "esperar lo mejor". Tu tiempo sería mejor utilizado si sólo usaras la información de este libro para encontrar un hombre que satisfaga tus necesidades y que ya sea maduro.

Aquí hay otra: "Me gustas mucho, pero no quiero nada demasiado serio en este momento". Desgraciadamente, esto suele significar que no le gustas tanto, y es muy probable que esté viendo a otra persona con la que disfruta más.

Lo más importante es que la mayoría de los hombres, si no todos, seguirán sintiéndose atraídos e incluso querrán acostarse con las mujeres que vean y conozcan. La diferencia clave es que un hombre maduro te dirá lo que siente. Te dirá que todavía se siente atraído y que tiene deseos de acostarse con otras mujeres, pero que quiere tener una relación monógama contigo. Sólo los hombres inmaduros ocultan sus deseos y actúan en consecuencia, a pesar de lo que le dijeron a la persona con la que están.

Lo mismo se aplica a las mujeres. Si eres una mujer madura, sabes que tienes deseos sexuales con otros hombres que ves. Pero una mujer madura no actúa sobre ellos si está en una relación, mientras que una mujer inmadura sí lo hace.

4

Por qué los hombres no se comprometen

Hay una percepción generalizada entre mucha gente de que los hombres no se comprometen. Ahora bien, aunque hay muchos hombres a los que realmente les gustaría mantenerse alejados del compromiso en las relaciones en la medida de lo posible, también hay muchos otros por ahí que están listos y dispuestos a comprometerse una vez que han encontrado a la persona adecuada con la que comprometerse. Para la mayoría de los hombres, no es la idea del compromiso lo que les asusta y desanima, sino la perspectiva de fracasar, o de comprometerse con la persona equivocada, y luego no poder salir de la situación o tener que lidiar con las consecuencias.

. . .

Ahora bien, si usted ya está casada, obviamente ya ha superado la etapa en la que su hombre tiene miedo al compromiso en ese sentido, pero para aquellos que están en relaciones, pero aún no están casados (y en relaciones a largo plazo en eso), puede haber algunos problemas de compromiso en juego que necesitan ser abordados. Esto es especialmente problemático si ya le has dejado muy claro a tu novio o pareja que estás lista para llevar la relación al siguiente nivel y tener un compromiso más serio, como el matrimonio o la convivencia, pero el hombre no está listo para dar el salto todavía.

Antes de averiguar las razones por las que tu hombre no se compromete a largo plazo, también tienes que considerar si realmente se va a comprometer en primer lugar. ¿Qué tan segura estás de que ese hombre con el que has estado saliendo durante unos meses o está realmente dispuesto a comprometerse a largo plazo? Para los hombres, si están interesados en una relación comprometida a largo plazo contigo, te lo harán saber y recibirás señales muy claras.

También hay señales que te indicarán si no están interesados en nada a largo plazo. Si el chico no te presenta a su familia, por ejemplo, lo más probable es que no vea la necesidad de que conozcas a su familia o conectes con ellos porque no ve un futuro contigo. Esto puede ser diferente si está alejado de su familia, pero si tiene un hermano mayor al que está muy unido y todavía no te lo ha presentado, entonces es muy probable que no esté buscando un compromiso.

No basta con que el hombre te presente a sus amigos, ya que para muchos no es algo tan importante.

Sin embargo, si tu novio o pareja no te presenta a sus amigos o trata de evitar la situación, también debes ser muy cautelosa y asumir que no se va a comprometer pronto. Tal vez sólo piense en ti como alguien a quien quiere ver a escondidas, pero sin que nadie más lo sepa. Esta es una señal definitiva de que no se comprometerá contigo.

Muchas mujeres han escuchado las frases "no busco una relación en este momento" o "no quiero etiquetas". Cuando un hombre te dice esto, significa que no está buscando una relación contigo y que probablemente deberías empezar a pasar a algo más serio. Como ya se ha mencionado, si a un hombre le gustas y ve un futuro contigo, definitivamente te hará saber sus intenciones.

Cualquier declaración vaga de indecisión significa simplemente que no se ve a sí mismo contigo a largo plazo, así que tampoco deberías esperar nada más.

¿Qué impide a los hombres comprometerse? Para muchos, se trata de otras prioridades como los estudios, el trabajo o una oportunidad de negocio. Si tu novio se está graduando de la escuela de negocios o de derecho y tiene muchas transiciones en su mente durante el próximo año o más, probablemente no estará listo para una relación a largo plazo hasta que las cosas se asienten y sepa lo que quiere hacer después. Probablemente no se deba a que tú seas inadecuada o no tengas madera para una relación, sino al hecho de que él está preocupado por muchas otras cosas y tiene mucho que hacer en este momento.

Ahora bien, si un hombre tiene tantas cosas grandes por venir y se está asegurando de incluirte en cada parte de ellas, no lo dejes ir. Está planeando su futuro y te está incluyendo en él. Quiere experimentar lo que es alcanzar el éxito en su carrera o en sus objetivos empresariales contigo en sus brazos. Quiere terminar el día contigo y celebrar esos hitos contigo. Él está en él para el largo plazo, y definitivamente se ve que va a salir de su manera de hacer que su relación funcione, no importa el costo.

. . .

(Por otro lado, si desaparece de tu radar durante días o semanas y luego vuelve a aparecer como si no pasara nada o como si no fuera gran cosa, tómalo como una señal de que no eres su prioridad y de que simplemente está centrado en otras cosas en este momento. Esto no es malo en sí mismo; de hecho, este puede ser su acuerdo todo el tiempo, y siempre que ambas partes tengan clara la falta de expectativas, entonces eso depende de ti. Pero si estás aguantando por él y ni siquiera te está mostrando señales de interés, entonces te estás vendiendo mal.

Algunos hombres no están dispuestos a comprometerse porque han tenido malas experiencias en relaciones anteriores y pueden no estar preparados para lanzarse de nuevo.

Esto es normal incluso para las mujeres, pero también puede convertirse en una excusa para los hombres que sólo quieren los beneficios sin ningún compromiso.

Puede que haya habido malas experiencias en relaciones anteriores, pero si un hombre ve a alguien a quien considera la persona adecuada para él, sin duda hará el esfuerzo de conectar con esa persona y planear un futuro juntos.

¿Estás saliendo con un chico que dice que le gusta pasar tiempo contigo, pero sin etiquetas debido a una mala relación en el pasado? Esto es injusto para ti porque no eres en absoluto responsable de lo que le haya ocurrido en el pasado. La posibilidad más probable es que sólo quiera jugar, o que simplemente se sienta solo y busque compañía, pero si no está dando el siguiente paso contigo entonces no se ve contigo en los próximos años, y tú tampoco deberías esperar demasiado.

Los hombres no son tan verbales como las mujeres, en general, pero tampoco son tan velados o indirectos cuando se trata de sus acciones. Esto significa que si estás buscando un compromiso serio y a largo plazo y él te da vagas generalidades o evita por completo el siguiente paso, entonces es mejor que busques en otra parte. Cuando el macho haya encontrado una pareja adecuada, se lo hará saber a la hembra. Todas las demás indicaciones e insinuaciones que no son del todo ciertas significan exactamente eso: no eres la mujer que él está buscando, así que no se va a comprometer.

. . .

Evalúa en qué punto de tu relación te encuentras en este momento. ¿Quién pone más empeño entre tú y el chico? ¿Eres tú la que organiza constantemente que tú y tu novio o pareja cenen juntos o pasen tiempo juntos? Recuerda que, si el chico está realmente interesado en ti, iniciará el contacto contigo. Querrá pasar tiempo contigo sin importar lo ocupados que estéis los dos. Los hombres son cazadores por naturaleza, y serán persistentes al respecto, rodeando a su presa y disfrutando de la emoción de la caza.

Pero si tú eres la que está cazando y él siempre parece tratar de evitar pasar tiempo contigo, no esperes que tenga una conversación contigo pronto.

Lo más probable es que, si estás en esta situación en tu relación actual, él esté esperando a que aparezca alguien mejor, entonces estará listo para dejarte. Puede parecer contundente o injusto, pero así es como ha sucedido para muchas mujeres en este tipo de situación, por lo que harías bien en sentarte y tomar nota, si él no está mostrando interés ahora, probablemente no lo hará en el futuro, y el compromiso real y duradero y la conexión con este hombre está fuera de la cuestión.

ENTENDER AL HOMBRE QUE QUIERE CAPTURAR TU CORAZÓN

Todos los hombres quieren ser subconscientemente un héroe en su vida.

Puede que no se den cuenta de ello a nivel consciente, pero siempre que sienten que se les ha faltado al respeto, actúan.

El héroe tiene mentalidad de éxito, y se retirará en cualquier momento que sienta que no está ganando. En una relación, esto sucede cuando un hombre comienza a distanciarse. Tu papel, como mujer, debería ser animar al hombre a salir de su cabeza. Ayúdale a relajarse; de ese modo, podrá estar más motivado para afrontar sus problemas y pasar más tiempo contigo. Parece contraintuitivo, pero a veces, afrontar un problema de frente en una relación es lo peor que puedes hacer. Porque sabes que te está escuchando, pero al mismo tiempo está tratando de escapar, así que no es beneficioso insistir en el tema. En su lugar, ayúdale a evadirse de la realidad y a relajarse un poco. Esto le ayudará a soltar mejor sus preocupaciones y frustraciones, lo que le permitirá abrirse a ti, en lugar de resistirse constantemente.

Si un hombre está estresado, lo último que quiere hacer es intentar establecer una conexión en su relación.

5

Por qué los hombres pierden el interés

LA MONOTONÍA ES la perdición de cualquier relación. Por mucho que se quiera a alguien y se disfrute haciendo cosas juntos, cuando todo se convierte en una rutina y se instala la monotonía, se empieza a perder el interés y a notar que la pasión se desvanece poco a poco. Por eso, los expertos en relaciones y los consejeros matrimoniales aconsejan a las parejas que busquen siempre formas de dar sabor a su relación y explorar nuevas actividades juntos.

Tanto los hombres como las mujeres pueden perder el interés en una relación, pero por razones diferentes debido a la forma en que los hombres y las mujeres están conectados.

· · ·

Por ejemplo, una mujer puede cansarse de tener que esperar a que un hombre se comprometa o se vuelva más firme en la relación, o puede dejar de tener que lidiar con ella. sus suegros que intentan constantemente influir en su relación. Para el hombre, el interés puede perderse cuando siente que su valor personal ya no es reconocido en la relación.

(Una de las formas más comunes en que los hombres pierden el interés es cuando dejan de ser el cazador, o sienten que la mujer que les interesa les presta demasiada atención y sólo la persiguen a un nivel superficial. Al hombre le gusta la emoción de perseguir a la mujer que le interesa, pero si sólo está interesado en una cita sexual, por ejemplo, y la mujer muestra inmediatamente demasiados halagos hacia él, el hombre medio se alejaría.

El ejemplo anterior suele darse en el ámbito de las citas, sin embargo, y para los que ya tienen una relación, hay otros factores en juego. En general, los hombres son muy exigentes con sus aficiones y actividades recreativas, ya sea el golf o el tenis los sábados, las noches de videojuegos con sus amigos, los espectáculos de camiones monstruosos o las actuaciones de

rodeo los domingos, o su colección de trenes en minia-
tura. Los hombres ven estas actividades como su
forma de desahogarse, relajar la mente y soltarse con
sus amigos después de ocuparse de todas las responsa-
bilidades, Ahora bien, si la mujer empieza a poner
reglas o exigencias poco razonables que invaden el
tiempo privado del hombre y su capacidad de disfrutar
de algunas actividades por su cuenta, esto podría
causar no sólo tensión, sino interés en seguir con la
relación.

Algunas mujeres insisten en que su marido o novio las
acompañe al centro comercial o a ver la última película
para chicas, pero se irritan y actúan como celosas o
pegajosas cuando el hombre quiere salir con sus amigos
y hacer cosas de hombres. Inevitablemente, el hombre
se cansará y seguirá adelante.

La compatibilidad sexual es otro factor a tener en
cuenta a la hora de averiguar por qué un hombre ha
perdido el interés o se está alejando. Tenga en cuenta
que los seres humanos están diseñados para reprodu-
cirse sexualmente, y el hombre está buscando una
pareja potencial para tener hijos, pero si no hay
química sexual desde el principio o se pierde en algún

momento de la relación, las cosas pueden empezar a ir cuesta abajo.

Puede parecer un asunto trivial sobre el papel, pero para la gran mayoría de las personas la compatibilidad sexual está muy arriba en la lista de prioridades cuando se considera si alguien debe ser considerado como una perspectiva a largo plazo. Puede que te lleves muy bien con ese chico, que compartáis muchos intereses y que tengáis objetivos muy idénticos en la vida. Si él se da cuenta de que sois compatibles sexualmente, es una gran ventaja para ambos. Pero si se da cuenta de que su energía sexual o su química física no coinciden, puede hacer que pierda el interés o incluso que desaparezca de la escena. Por triste que sea, esto es cierto en muchas relaciones y debe entenderse como parte de la forma en que los hombres están cableados para procrear.

Desgraciadamente, otra razón por la que un hombre puede perder el interés es si ya ha encontrado a alguien que ha captado su atención y le hace sentirse deseado de nuevo.

Como se ha comentado en capítulos anteriores, los hombres buscan una afirmación emocional o intimidad con su pareja. Si no la obtienen de su mujer o novia, son vulnerables a la intimidad o la conexión emocional que les ofrecen otras personas de su entorno, y cuando esto ocurre su atención gravita hacia la nueva fuente de felicidad emocional, mientras se aleja de la relación actual.

A veces, todo se reduce al factor de la emoción. Ahora bien, es cierto que una relación es un compromiso, y debe ser honrada como una asociación entre dos partes que deben trabajar juntas para mantener el vínculo que han compartido, En el matrimonio, hay un contrato real legalmente vinculante que tanto el hombre como la mujer deben cumplir, y no hay justificación para alejarse o dejar la relación porque la emoción de los primeros meses o años ya no existe.

Pero, ¿quién puede culparles por querer salir? Es entonces cuando es necesario que se vuelva a establecer una intimidad emocional, porque sólo las relaciones honestas y transparentes entre los dos miembros de la pareja podrán restaurar lo que se perdió.

Para la mujer, en particular, que se esfuerza por entender por qué su pareja masculina ha perdido el interés, puede ser necesaria una autoevaluación cuidadosa y equilibrada, pero sin autoinculparse ni hacer recaer toda la culpa sobre su parte.

¿Qué elementos de su relación se beneficiarían de una gran revisión o una reimaginación? Puede ser algo tan sencillo como probar nuevos restaurantes en sus noches libres, o experimentar con nuevas posiciones o técnicas sexuales en la cama.

¿Quizás sea necesario un cambio de escenario social? Pregúntele a su cónyuge o pareja si realmente le gusta salir con sus amigos del club de lectura todos los miércoles por la noche, o si prefiere ir a la bolera e invitar a sus otros amigos de la pareja.

Como mujer, debes saber que los hombres son, en su mayoría, bastante fáciles de negociar. Un simple compromiso puede llegar muy lejos con su hombre, y francamente, si su relación ha durado mucho tiempo (dos años o más) y él ya la conoce muy bien, de todos modos, está muy dispuesto a negociar y comprometerse con usted. Alterna las actividades que os gustan a los dos y decidid qué cosas os gustaría probar a los dos, y te darás cuenta de lo fácil que será negociar con tu hombre en otras cosas.

Un hombre que te quiera de verdad, al final del dia, sólo querrá pasar tiempo contigo. Pero, ¿cuánto más agradable y memorable sería para él si se tratara de hacer algo o de ir a un lugar que realmente le guste? Sorpréndalo una vez ofreciéndole unirse a él y a sus amigos en una de sus sesiones de póquer, por ejemplo. Si ya te ha invitado a esto hace tiempo, pero siempre lo has rechazado, observa la emoción en sus ojos en el momento en que lo plantees, por no hablar del orgullo en su cara cuando entre en esa sala de póquer contigo en brazos. Por cierto, este sería el momento perfecto para mencionar ese nuevo California King que querías comprar (estará de tan buen humor que probablemente comprará dos si insistes).

Una relación es una calle de doble sentido, y depende de ambos mantener el fuego vivo. Tu papel como mujer es dejar claro a tu cónyuge, pareja o novio que sus intereses también importan, y que estás dispuesta a probar cosas nuevas con él. Al fin y al cabo, cuando elegiste estar en una relación con él, esto también signi- ficaba entender sus muchas facetas y peculiaridades, sus puntos fuertes y débiles, porque querías saber quién es realmente como persona.

No permitas que la monotonía se instale y se convierta en una nube oscura sobre la relación que ya habéis cultivado juntos. Cuando te encuentres en un bache, simplemente vuelve a recordar cómo era cuando os conocisteis.

¿Recuerdas lo apasionados y emocionados que estaban al verse, y cómo no podían esperar a estar en los brazos del otro, aunque fuera sólo por unos momentos? La razón de esta excitación es la novedad, la emoción de conocer a alguien y descubrir lo que le hace feliz.

POR QUÉ LOS HOMBRES NECESITAN DISTANCIA Y CÓMO NO ALEJARLES

Como estás aprendiendo, cuando un hombre se siente abrumado se apaga. Es posible que lo haya experimentado muchas veces a lo largo de sus relaciones. Esto realmente no tiene nada que ver con las personas de las que se rodean, pero de nuevo, es lo que hacen los hombres cuando se sienten estresados.

Cuando un hombre hace esto, la mayoría de las mujeres lo perciben como un rechazo. Aunque no es la intención del hombre rechazar y no apoyar emocionalmente a la mujer, es algo natural en los hombres. Las mujeres quieren compartir sus sentimientos con un hombre en el momento equivocado.

Mientras que la mujer se sentirá mejor cuando "descargue" sus sentimientos, si un hombre no está en un estado mental relajado, todo esto va a hacer que se aleje de ti, añadiendo al muro de resistencia que ya ha construido.

A menudo, cuando un hombre rechaza tus sentimientos, hace que quieras decirlo con más intensidad, haciéndolo más fuerte. Esto no es beneficioso ni para ti ni para él, porque el hombre se retrae cada vez más.

Es mejor adoptar un enfoque de "menos es más".

. . .

Hay dos caras de la moneda que tanto el hombre como la mujer están cometiendo un error. El hombre debería expresarte sus sentimientos, diciendo que no quiere hablar del tema en este momento. Mientras que la mujer debe expresarle a él que este tema es importante para ella, y que quiere hablar de ello.

La forma habitual de "atacar" un desacuerdo no funciona.

Tiene que haber una forma mejor, y la hay. Cuando un hombre se enfrenta a un problema, quiere escapar de los sentimientos que le abruman. No está tratando de huir de ti o de la relación. Sólo quiere espacio y libertad de los sentimientos negativos que siente. Un hombre pasará toda su vida tratando de adormecerse, para sentir menos emociones. Le han enseñado toda su vida que no es "normal" que los hombres sean emocionales.

Por eso, según el Instituto Nacional sobre el Abuso del Alcohol y el Alcoholismo, en 2013, se informó de que un número significativamente mayor de hombres tenía un trastorno por consumo de alcohol que las mujeres, casi el doble de hecho - "Esto incluye 10,8 millones de hombres (9,4 por ciento de los hombres en este grupo de edad) y 5,8 millones de mujeres (4,7 por ciento de las mujeres en este grupo de edad)."

Ahora, no estoy diciendo que todos estos hombres beben debido a los desafíos en su relación. El punto que estoy tratando de hacer es que los hombres están constantemente buscando maneras de escapar de sus sentimientos. Esto puede ser a través del alcohol, las drogas, la televisión, los videojuegos, etc. Esto no quiere decir que las mujeres no traten de escapar de sus sentimientos; lo hacen. No afrontan sus emociones de la misma manera.

Cuanto más te acerques a un hombre con tus necesidades, más se va a sentir abrumado y más se va a retirar. Qué dolor.

Si crees que un hombre no te escucha, tienes inspirarle para que te escuche. Una mujer madura no se queja ni echa la culpa a los demás cuando no consigue lo que quiere. Si realmente quiere que se satisfagan sus necesidades, encontrará una forma madura de conseguirlas. No culpando, no quejándose y no iniciando discusiones.

Por otro lado, un hombre maduro inspirará a una gran mujer a querer estar en una relación con él.

Muchos hombres sólo quieren estar con una mujer, que se comunica correctamente con ellos. Para eliminar esta carga de tratar de averiguar lo que la mujer quiere. Al comunicar sus necesidades con un hombre, tiene que hacer una "petición". Esto le da la libertad de sus sentimientos. Cuando haces una petición, permites que el hombre quiera arreglar el problema; no hay más misterio en el problema. Los hombres sólo quieren saber cómo pueden hacerte feliz.

Puede que los hombres no sigan el manual de instrucciones que viene con los muebles, pero seguro que seguirán un "manual de instrucciones" que les ayude a hacer más feliz a su mujer. Los hombres pueden llegar a estar muy confundidos y ni siquiera saben lo que les estás pidiendo. Por eso, hacer una petición es tan poderoso para desactivar los sentimientos abrumadores que sienten los hombres. Cuando haces una petición, tu hombre te escuchará y querrá saber más al respecto.

Los hombres son simples. Sólo quieren una mujer con la que sientan que pueden conectar como ninguna otra que hayan conocido antes. Y esto se consigue simplemente con peticiones. Un hombre sentirá que tu relación es la más fácil en la que ha estado, porque siente que sabe cómo hacerte feliz.

Esto sucede, porque cuando le planteas tus necesidades, él no se siente confundido y frustrado por no saber qué hacer al respecto. Tú haces tu petición, así que él no está adivinando. Esto le da una dirección a seguir, para que pueda complacerte y estar ahí para ti. El problema es que los hombres no siempre entienden su lenguaje.

Cuando tu hombre se siente feliz, te da más apoyo del que nunca has tenido. Esto te inspirará a ser más abierta y honesta con él. Es un ciclo positivo que se alimenta a sí mismo. La sutil diferencia es que tú eliges comunicarte sobre tus necesidades, en lugar de esperar que un hombre simplemente "entienda" lo que tú le dices que son tus necesidades.

· · ·

En lugar de expresar tus frustraciones, puedes venir desde un lugar de "podemos hablar de esto...", que es mucho más relajado y aceptable. Este tipo de enfoque, al pedir permiso, hará que no embosques a un hombre con un tema que es importante para ti. Es un enfoque muy respetuoso, que no hiere el delicado ego masculino.

CINCO PREGUNTAS IMPORTANTES

Cuando un hombre está teniendo un momento difícil en su carrera, cuando no está alineado con su propósito, él va a desconectar temporalmente de una relación, porque su enfoque está en otra parte.

Cuando un hombre entra en agitación en su vida, se vuelve mucho más distante en una relación; esto es inevitable. Podríamos decir que esto es sólo un mal momento, pero también tiene que ver con el tipo de hombre que es. Un hombre maduro será capaz de tener cierto nivel de equilibrio, pero no se puede esperar ver un alto nivel de crecimiento durante esta fase en la vida de un hombre.

. . .

Aquí hay cinco preguntas críticas para hacer si un hombre está en la confusión:

1. ¿Se está abriendo y compartiendo con alguien en su vida que te gustaría tener en tu relación?

2. ¿Acepta cosas nuevas o comparte sus sentimientos con sus amigos?

3. ¿Hace las cosas que quieres hacer en una relación en cualquier otro aspecto de su vida?

4. ¿Este hombre ha tenido alguna vez el tipo de relación que usted desea tener con él (su historial de relaciones)?

5. ¿Cómo maneja este hombre los conflictos en su vida?

No siempre es posible que un hombre te revele su historia, pero si eres capaz de descubrir que el hombre con el que estás nunca ha tenido el tipo de relación que quieres, puede que sólo tengas que dejarlo ir y encontrar otro hombre que haya tenido el tipo de relación que quieres. Hay que ser una mujer madura para darse cuenta de que éste no es un hombre para ella, y que necesita ir a otro sitio para satisfacer sus necesidades.

Una excelente manera de saber cómo un hombre manejará los conflictos en su relación es observar cómo maneja los conflictos en su vida. ¿Los afronta de frente o huye de ellos?

. . .

Si un hombre no es capaz de trabajar a través de sus problemas, ¿cómo puede ser capaz de trabajar a través de los problemas en su relación de una manera madura? Simplemente no puede.

O, si quieres quedarte con un hombre del que no estás segura, tienes que averiguar qué tipo de hombre es y trabajar en torno a eso. La elección depende realmente de ti.

Hay dos tipos de hombres:
1. Pensador
2. Compartidor

Pensador: Este tipo de hombre no expresa sus sentimientos y problemas verbalmente. Le gusta remover su mente para encontrar las respuestas a sus problemas. Te escucha, pero para él no es importante expresar sus sentimientos. Simplemente salen a la superficie y luego los reprime. Este tipo de hombre es bastante introvertido. A este hombre también se le puede enseñar a compartir más sus sentimientos y ayudarle a estar más presente.

Mientras que usted está dando una solicitud con su necesidad, él será más agradecido y útil para cumplir con esa solicitud.

Compartidor: Este es un tipo de hombre poco común, el hombre femenino. Este tipo de hombre es más creativo o artístico. Para ellos es muy importante expresarse contigo y comprometerse más contigo emocionalmente. Si eres el tipo de mujer que realmente necesita compartir sus emociones más veces, te recomiendo que encuentres un hombre que sea un compartidor en lugar de un pensador. Pero mientras ambas personas en una relación puedan comunicarse de manera eficiente y respeten las necesidades y deseos de ambos, la relación puede seguir creciendo y floreciendo.

LA MAYOR RAZÓN POR LA QUE LOS HOMBRES HUYEN

. . .

La necesidad es la mayor razón por la que los hombres huyen. Hacer esto es un tema muy importante para las mujeres, porque los hombres cometen el error todo el tiempo etiquetando a las mujeres como necesitadas.

Una gran analogía para este tema es la historia del mono araña, y dice así:

El mono araña se captura colocando un gran tarro de cristal con un cuello muy pequeño en el suelo del bosque. Dentro del tarro hay unos cuantos cacahuetes.

El mono araña se siente atraído por los cacahuetes y mete la mano en el tarro. Al coger los cacahuetes, se cierra en un puño y, por tanto, no puede sacar la mano. Está atrapado y pierde su libertad por unos cuantos cacahuetes. Lo único que tiene que hacer para liberarse es soltar el cacahuete y sacar la mano.

Por desgracia para el mono araña, no sabe cómo dejarlo ir.

. . .

¿Cómo estás actuando como el mono araña en 𝗍us relaciones?

Cuando un hombre (o una mujer) se vuelve demasiado necesitado en una relación, esto es causado por pensar demasiado. Ya sea pensando en el futuro o en el pasado, conjurando cosas que aún no han sucedido, que podrían suceder, todo debido a lo que son las experiencias pasadas de esa persona. Para escapar de esta necesidad, la persona necesita vivir en el momento presente.

La necesidad es una experiencia que un hombre tiene con una mujer que no le hace sentir bien por dentro.

Puede que no se trate de un solo acto, sino de una serie de actos que crean esta incómoda sensación de necesidad.

Tú eres un reflejo de tu mundo interior. Por lo tanto, demasiado pensamiento inútil, que es el miedo, la duda, la preocupación, cualquier tipo de pensamiento negativo, va a cambiar tu comportamiento no sólo con los hombres, sino con cualquier persona con la que te relaciones. Porque realmente, estás pensando demasiado en el pasado o en el futuro.

Probablemente ha habido miles de veces, literalmente miles, en las que tu mente ha conjurado alguna situación en tu cabeza y te ha dicho que esto SE HARÁ realidad. Pero parece que nunca se hace realidad. Tú no eres tu mente; no permitas que tu mente te controle.

Uno de los mayores asesinos de relaciones para un hombre es lanzarse a una relación demasiado pronto. Esto significa que estás actuando como si tu relación estuviera más avanzada de lo que realmente está; esto va a apagar a la mayoría de los hombres. Excepto los hombres necesitados, pero tú no quieres estar con un hombre necesitado, ¿verdad?

Estar más en una relación de lo que normalmente se espera o es saludable para un hombre va a matar la relación para él. Esto va a enviarle señales de necesidad, aunque no estés siendo realmente necesitada.

. . .

¿Cómo puedes compartir tus necesidades y deseos sin que te vean como un necesitado?

Como ya he comentado brevemente, empieza por estar presente. También se trata de centrarse en lo que realmente quieres decir a un hombre, no decir lo que "crees" que sería lo correcto o lo más seguro. Eso es pensar demasiado en el futuro: "¿Y si se molesta?". Cuando eres vulnerable y dices realmente lo que sientes, no se tomará como una necesidad.

Ten en cuenta que los hombres tienen un 'problema" muy similar. No saben qué decir a las mujeres, porque piensan demasiado. Si ambos géneros estuvieran más presentes y, hasta cierto punto, llevaran el corazón en la manga, no tendrían muchos de los problemas actuales de las relaciones.

Pero algunas personas creen que las citas son un juego y no quieren revelar sus verdaderas cartas. Esto es lo que crea problemas.

· · ·

Demasiada gente pone un enorme énfasis en las palabras que deben salir de su boca. Esto no importa en absoluto, siempre y cuando no resulte espeluznante o grosero.

Lo importante es cómo te sientes. Te aseguro que, si estás interactuando con hombres de tu pasado emocional o del futuro, no vas a tener interacciones tan satisfactorias como las que tendrías si vinieras del momento presente.

¿Lo sabes ya todo sobre tu pareja o novio? Lo más probable es que, independientemente del tiempo que llevéis juntos, todavía haya muchas cosas que no hayas descubierto sobre él. ¿Por qué no te propones averiguar más cosas sobre él cada día y mantener viva la pasión?

Si siempre estás descubriendo a tu pareja, no te aburrirás porque cada vez verás un aspecto nuevo de su personalidad.

6

Cómo evitar el rechazo de los hombres

Así QUE HABLASTE con este tipo, compartiste algunas historias y parecía bastante interesado en conocerte. Intercambiasteis números de teléfono y dijo que te llamaría alguna vez, pero nunca lo hizo. ¿Qué ha pasado? No es que hayas hecho nada malc (¿o tal vez sí?) que le haya hecho desistir, ¿verdad?

Dado que en nuestra sociedad se considera a los hombres como los iniciadores, se habla mucho de rechazar a los hombres o de decepcionarlos fácilmente. Pero también hay que hablar de cómo evitar el rechazo por parte de los hombres, algo que también ocurre con bastante frecuencia, sobre todo en el caso de las mujeres que están solteras y en la escena de las citas.

· · ·

Ahora bien, lo que debes tener en cuenta en primer lugar es que, a pesar de todos sus intentos por parecer fuertes, seguros y asertivos, los hombres también luchan contra un montón de inseguridades y miedos propios. Si usted duda en acercarse o iniciar una conversación con un hombre que le interesa, los hombres están igualmente petrificados de hablar con usted o con una mujer en la que han puesto sus ojos. Es una emoción humana normal, el miedo al rechazo.

Nos asusta el rechazo porque, bueno, es vergonzoso, especialmente si ocurre delante de mucha gente. Peor aún, si ocurre delante de tus amigos o de gente que conoces del trabajo. Así que la próxima vez que te preguntes por qué el chico se comporta así o parece incómodo, puede ser porque está delante de gente que conoce y también tiene miedo al rechazo.

Cuando los hombres y las mujeres interactúan, emiten muchas señales que indican interés o atracción. Para algunos, la química es palpable en el momento en que sus ojos se cruzan en la habitación. El chico se acerca y se presenta, y enseguida saltan las chispas. No es raro que se produzca una larga conversación, seguida de una copa en otro lugar. Nace una nueva relación al conocerse dos personas compatibles.

Para la mayoría, el primer encuentro puede tener la misma tensión cuando se establece el primer contacto visual, pero la vacilación aparece cuando llega el momento de iniciar realmente la conversación. ¿Y si ya está pillado?

¿Y si no está realmente interesado, o si es mi amigo el que realmente le gusta? Estas preguntas son demasiado reales, y se vuelven aún más desalentadoras cuando las repites una y otra vez en tu cabeza mientras decides si te acercas al chico o no.

Si decides acercarte al chico o simplemente subir la apuesta y enviarle algunas insinuaciones no tan sutiles, como enviar algunas bebidas a su mesa, ten cuidado de no exagerar las insinuaciones ni mostrar demasiado entusiasmo. Envía las bebidas a su mesa, agradécelo cuando diga "gracias" y luego vuelve a hablar con tus amigos como si enviaras bebidas a las mesas todo el tiempo.

• • •

Ahora, observa lo que ocurre. Si el tipo se acerca a tu mesa y se presenta con un apretón de manos y una sonrisa, has encontrado un verdadero caballero. Este tipo hará lo correcto y se acercará a la dama que acaba de pagar su bebida, y tendrá la decencia de presentarse, averiguar la tuya y hacerte saber que aprecia la atención. ¿Le gustas? Es demasiado pronto para saberlo, pero has captado su atención y ahora la pelota está en su tejado. Lo que haga a continuación, y cómo actúe frente a ti, te ayudará a determinar si está interesado, pero no le dejes entrar con demasiada facilidad todavía. A los chicos les gustan los retos, así que haz que se esfuerce.

La clave para evitar el rechazo de los hombres es no quitarles el reto. A ellos les gusta el reto, dan por él, y si se lo quitas perderán el interés y centrarán su atención en otro lugar. No hay nada malo en darles algunas pistas de que te gustan o al menos te interesan, pero mantén las cosas vagas al principio. Esto también te da tiempo para calibrar si realmente les gustas o no, así que puedes reducir el riesgo de ponerlo todo por un hombre sólo para que te rechace.

. . .

El rechazo no sólo se produce en las citas, sino también en las relaciones. En particular, deberías evitar algunos comportamientos probados que no gustan a los hombres en las mujeres, como el reproche incesante. Como los hombres no suelen ser criaturas verbales, tienden a desconectar de ti en el momento en que inicias un arrebato sobre una cosa mundana que puede resolverse de otro modo. Si los regaños o los señalamientos se hacen más frecuentes, tu pareja pronto desconectará no sólo de lo que dices, sino de la relación en su conjunto, y puede que te encuentres fuera de la relación poco tiempo después.

Dentro de los límites de la relación, el respeto mutuo y unas líneas de comunicación claras, junto con unas expectativas razonables, son necesarios para mantener una conexión agradable, y también para minimizar el riesgo de rechazo o de un mal final de la relación. Esté atento a esas pequeñas cosas que, si no se resuelven y se permite que continúen, pronto se acumulan y tienen un efecto drástico en su relación.

(Por otro lado, si ya hay problemas en el horizonte y tu pareja o cónyuge te pide un poco de espacio, es mejor darle ese espacio para poder pensar y aclarar las cosas. Los hombres se diferencian de las mujeres en que encuentran consuelo y claridad en la soledad, mientras que las mujeres correrían a la compañía de sus seres queridos o amigos para poder derramar sus penas y escuchar lo que todos tienen que decirles.

A los hombres no les suelen gustar los tipos pegajosos y necesitados, y ser pegajosa cuando tu hombre simplemente quiere estar a solas con sus pensamientos puede ser desastroso para vuestra relación, provocando el rechazo. Una vez que esté preparado para volver a conectar contigo, hará el esfuerzo de hacerlo, pero no cometas el error de interponerte o estar pendiente de él cuando necesite su espacio personal. Esta es una receta segura para el rechazo.

No todos los hombres son fanáticos del control, pero los hombres en general son muy particulares en cuanto a tener el control de sus opciones románticas (en la escena de las citas) y de su espacio personal (para los que tienen relaciones). Tanto si te relacionas con un hombre en el entorno de las citas, como si navegas por los límites de una relación con tu pareja o cónyuge, procura no parecer demasiado dominante para él intentando apoderarte del espacio personal en el que se siente más dueño de sus pensamientos y sentimientos.

· · ·

Para los hombres, cuando ya estás pisando lo que siempre han considerado su terreno sagrado o santuario, te conviertes en un adversario en lugar de un aliado, y es probable que reaccionen de manera territorial, actuando en rechazo y causando más problemas. Lo mejor para ambas partes es tranquilizarse, dejar que prevalezcan las cabezas frías y permitir que se piense con calma y tranquilidad.

7 CLAVES PARA COMPARTIR TUS NECESIDADES Y DESEOS

1. **Observa lo que sientes, antes de decir nada:** Si dedicaras un tiempo de introspección a reflexionar sobre cómo te sientes en una determinada situación, te permitiría aportar más conciencia a tus acciones y a tu vida. La razón por la que vas a hacer esto es porque quiero que seas más consciente de lo que haces en el mundo y de lo que pasa dentro de ti. Cuando observas un pensamiento -pasado o futuro- es casi como una meditación. No te apegas a él, simplemente lo observas. Si ese pensamiento es negativo, simplemente di: "Estoy experimentando un pensamiento negativo". Nunca te dejes atrapar por un pensamiento negativo. Si puedes entender este simple hecho, estarás en el 50% del

camino para eliminar los pensamientos negativos de tu vida y vivir tu vida en el momento presente. Los pensamientos negativos sólo tienen poder sobre ti SI reaccionas a ellos. Si no reaccionas a un pensamiento negativo, entonces no tendrá ningún poder.

Sólo recuerda observar tus pensamientos y no quedarte atrapado analizándolos o defendiéndote de ellos. No hay nada más agotador mentalmente que tener un argumento negativo ficticio en tu cabeza que no beneficia a nadie, especialmente a ti. El mundo es un reflejo de lo que pasa dentro de ti.

2. **¿Estás haciendo una petición o declaración específica, o peor, un grito de ayuda u obligación?** Cuando usted hace una obligación que un hombre "debe" cumplir, esto va a aparecer como una necesidad. En lugar de eso, toma el camino más alto y lleva tus peticiones a tu hombre cuando no esté en "modo conflicto".

3. **Evita buscar la aprobación: La** mayoría de las cosas que hacemos en la vida tienen su origen en el

deseo de sentirnos bien; normalmente, el sentimiento es la felicidad.

Si usamos la felicidad como ejemplo, no hay felicidad en el mundo exterior. La felicidad sólo viene del interior. No se puede comprar la felicidad, al igual que no se puede comprar la confianza. Sin embargo, mucha gente parece buscar dentro de los demás para obtener algo que no existe.

La aprobación de otra persona no te ayuda; la única persona de la que necesitas aprobación es de ti mismo.

Cuando buscas la aprobación de otra persona, le haces creer que no piensas lo suficiente en ti mismo, porque una persona que tiene confianza en sí misma no necesita la aprobación de los demás. Sólo mira en su interior para ver cómo se siente, y si los sentimientos son positivos, avanza. Si los sentimientos son negativos, dan un paso atrás. Un hombre respetará a una mujer que tenga un núcleo sólido y sea una mujer independiente en una relación.

· · ·

4. **Si quieres tranquilidad, pídela directamente:** No hay nada malo en buscar a otra persona cuando necesitas un poco de apoyo. No esperes que alguien te dé apoyo cuando lo necesites. Si quieres que te tranquilicen en lo que estés haciendo, pídelo.

5. **Momento oportuno:** Una gran pareja pregunta de forma solidaria si es un buen momento para hacer una petición en la relación, una petición para ayudar a satisfacer sus necesidades. No es una exigencia, ni una obligación, sino una simple petición. Una petición que, si no se satisface la necesidad en ese momento, no pasa nada. Porque una mujer fuerte pide, no exige. Una mujer fuerte no necesita que se satisfagan sus necesidades, sólo quiere que se satisfagan.

Gran diferencia. Una pareja madura siempre pide de forma solidaria.

6. **Evita siempre la culpa o la crítica:** Para empezar, todos los problemas vienen de dentro. Si empiezas a observar tus pensamientos en el día a día, empezarás a ver que muchas, no todas, las circunstan-

cias de tu vida son culpa tuya. Son tus pensamientos y creencias los que conforman tus circunstancias y situaciones en la vida. Y culpar a otros o criticarlos no te pone en una posición de poder. Te pone en una posición de reaccionar ante el mundo exterior. Cuando se trata de expresar tus deseos en una relación, nunca uses la palabra "nunca". Como en: "Tú nunca más a esto..." En su lugar, habla de lo que te gusta: "Me gusta cuando haces esto, ¿puedes hacer más de eso para mí?". Una vez más, esto vuelve a exigir y hacer que alguien se sienta mal al hacer una petición para que un hombre sea más solidario a aceptar su petición y cumplirla.

7. **Dale espacio para que te responda:** Una vez que hagas tu petición, deja de hacerlo. Muchas interacciones serían mucho más fáciles para el hombre si hubiera menos palabras de por medio. Esto puede parecer una tontería, pero es cierto. Menos es más cuando se trata de hacer una petición sobre tus deseos. Algunos hombres creen que eres estúpida si tienes que repetir el mismo punto una y otra vez. Pero, como ya he señalado, los hombres te escuchan la primera vez que les dices algo. Todo depende de cómo enfoques la situación para que respondan a tu petición o la supriman y se olviden de ella.

· · ·

¿Qué pasa si has invertido demasiado tiempo en una relación y no has visto satisfechas tus necesidades? ¿Cuándo sería el momento adecuado para alejarse?

Esa es, por desgracia, una pregunta que sólo tú puedes responder. Ahora que has empezado a aprender algunas de las herramientas que estoy compartiendo contigo. Serás capaz de averiguar por ti mismo si la persona con la que estás es adecuada para ti. ¿Es alguien que te apoya? ¿Es alguien con quien puedes crecer? ¿Es alguien que satisface tus necesidades?

Éstas son sólo algunas de las preguntas que tendrás que hacerte. Y descubrirás que, a medida que crezcas como mujer, el hombre con el que estás crecerá contigo o se alejará. Y si se aleja, no pasa nada. Porque a medida que crezcas, vas a traer a tu vida un hombre que esté más a tu nivel, que te dará lo que finalmente deseas como mujer. Pero esto comienza con tu cambio interior porque, de nuevo, tu mundo exterior es sólo un reflejo de lo que eres en tu interior.

DOS TIPOS DE COMPROMISOS MASCULINOS

. . .

Hay dos tipos de compromisos para los hombres:

1. Compromiso ahora mismo
2. Compromiso a largo plazo

El compromiso en este momento significa que el hombre es feliz de estar contigo en este momento. Está feliz de comprometerse contigo ahora mismo. No significa que vaya a estar contigo durante años y años; sólo significa que en este momento, ahora mismo, está satisfecho de estar contigo.

En este momento, el hombre es solidario, cariñoso, fiel, se entrega a tus necesidades, etc.

Un hombre puede pasar a un nivel de compromiso más profundo, y éste es el compromiso a largo plazo. Pero esto requiere un tipo especial de hombre, un hombre que sabe lo que quiere en una mujer. Un hombre que sea lo suficientemente maduro como para querer establecerse con el tipo de mujer adecuado y que se comprometa con una relación a largo plazo.

Algunas mujeres se dan cuenta de que cuando están con un hombre del tipo "ahora mismo", todo va "de maravilla", y luego, cuando surge un determinado tipo de problema, de repente el hombre del tipo "ahora mismo" desaparece.

Algunos hombres se comprometen a entrar en una relación, pero saben que no es un compromiso a largo plazo.

Otra razón es que una vez que se empieza a conocer realmente a alguien y salen a la luz cosas nuevas sobre él, cambia la dinámica de la relación.

Aunque ambos son la misma persona, físicamente, actúan como dos individuos completamente diferentes. Esto puede ocurrir desde un par de meses hasta un año después de iniciada la relación. A veces, esto sucede porque, como esta nueva persona salía de la nada, el socio sentía que no podía satisfacer esas necesidades, o simplemente no quería satisfacerlas.

Para simplificar, este tipo de personas son del tipo "ahora mismo", que no son lo suficientemente madu- ras. Porque los tipos "a largo plazo" estarían más comprometidos y maduros para trabajar los problemas y satisfacer las necesidades de la otra persona.

Para tener un hombre a largo plazo, hay algunas cosas que este hombre necesita tener. Obviamente, tiene que ser lo suficientemente maduro como para saber lo que quiere. Un elemento importante es que vuestras vidas estén sincronizadas, que tengáis objetivos y propósitos muy similares. Si no le ayudas a alcanzar sus objetivos y viceversa, la relación nunca funcionará a largo plazo. Porque cuando tienes un objetivo o propósito que crees que es más grande que tú mismo, no dejarás que nadie se interponga en el camino de ese objetivo.

Y si no tienes una meta o propósito en tu vida, probablemente, un hombre con un propósito no tendrá mucho interés en ti. Puede que tenga interés "ahora mismo", pero nunca tendrá interés a largo plazo. Puede que él no sea consciente de ello, pero los dos tenéis que estar en sintonía con los objetivos y propósitos del otro. Esto no significa que tengáis que tener los mismos objetivos; no es así. Sólo significa que ambos necesitan tener algo en su vida que sea más grande que la propia relación.

· · ·

El último elemento para mantener a un hombre a largo plazo es la confianza. Tiene que tener una sensación intuitiva sobre ti con respecto al futuro; serás un buen partido para él para seguir adelante en el futuro.

Porque pueden pasar muchas cosas en un año, por no hablar de cinco años o más.

Cuando se reúnen estos tres elementos, se facilita la vida de un hombre. No se trata de agachar la cabeza para satisfacer las necesidades de un hombre, sólo para complacerlo. Se trata de un hombre que quiere un compromiso a largo plazo, que quiere estar con una mujer que le ayude a avanzar en su vida sin esfuerzo. Que, en su mente, prefiere estar contigo que sin ti.

7

¿Por Qué Los Hombres Engañan Y Cómo Prevenirlo?

ESTE ES un tema interesante al que muchas mujeres quieren dar respuesta. Pero antes de entrar en la mente de un hombre, debemos entrar en la mente de una mujer: tú.

Porque sabes que las mujeres no son muy diferentes a los hombres; de hecho, ambos son humanos, y sus motivos subyacentes van a ser bastante similares.

Empecemos por lo más obvio, ¿vale?

Aunque nos gustaría estar de acuerdo en que tenemos el control consciente de lo que nos atrae, no es así. No podemos elegir quién nos excita y quién nos apaga. Eso está preprogramado por nuestra genética y nuestro entorno mientras crecemos.

Ni los hombres ni las mujeres pueden controlar por quién se sienten atraídos. Pero sí pueden elegir cómo manejar esa atracción.

La única diferencia entre la atracción física y el sexo es la forma en que elegimos abordarlo. Algunas personas eligen la vía agresiva y directa, y otras la pasiva e indirecta.

Aunque eso no importa realmente en este contexto, es un tema interesante sobre el que reflexionar, porque los hombres suelen tomar la ruta agresiva y directa y las mujeres la pasiva e indirecta. Por supuesto, cada género va a tener individuos en cada lado de la escala.

Aunque la sociedad está cambiando enormemente en los tiempos actuales, nos encontramos con que cada vez más mujeres toman las riendas, son más proactivas en sus citas, se vuelven más directas y agresivas con los hombres porque, por desgracia, muchos hombres se están "feminizando" y se vuelven demasiado pasivos e indirectos. Esto crea mucha frustración entre los dos sexos; ambos desean que las citas sean más fáciles; ambos desean no tener que dar el primer paso, no quieren arriesgarse a ser vulnerables y posiblemente salir heridos.

Ahora bien, ¿los hombres engañan? Por supuesto. ¿Las mujeres engañan? Por supuesto.

Algunos creen que el engaño se hace por diferentes razones, pero en realidad no importa por qué alguien engaña; engañar es engañar. Cuando uno engaña y la otra persona se entera, se hieren los sentimientos. Todos los hombres se sienten atraídos por otras mujeres cuando están en una relación. La diferencia clave es que algunos hombres deciden no engañar. De nuevo, no puedes controlar a quién te atrae; es una característica natural que no se puede cambiar.

La razón por la que algunos hombres -inmaduros- engañan es porque tienen este deseo de estar con otras mujeres, y tratan de manejar sus deseos reprimiéndolos. Esto puede crear culpa y vergüenza, por lo que actúan sobre sus deseos y engañan, a pesar de que pueden preocuparse por la mujer con la que están en una relación.

Un hombre maduro elige no engañar. Es disciplinado con sus deseos. La mayoría de los hombres no tienen el valor de estar en una relación y ser abiertos sobre sus deseos, especialmente sus deseos sexuales, porque se necesita una mujer muy madura para estar abierta a escuchar que el hombre con el que está tiene deseo por otras mujeres. Que, de repente, porque un hombre está en una relación, se supone que debe dejar de lado su "mecanismo de atracción" incorporado. Lo mismo ocurre con las mujeres. Cuando entran en una relación, no dejan de sentirse atraídas por otros hombres, pero una mujer madura no actúa según sus deseos.

Si puedes confiar en un hombre, y él confía en ti, podéis estar abiertos a compartir vuestros deseos porque, bueno, ambos confiáis el uno en el otro en que ninguno de los dos actuará según sus deseos.

Esto no significa que debas preguntar a tu cónyuge si quiere ser infiel. Eso es una tontería. Y, francamente, probablemente no obtendrías una respuesta sincera.

· · ·

Estar en una relación monógama no debería ser algo que se asume; debería ser algo de lo que se habla. No asumas que un hombre con el que estás quiere tener una relación monógama contigo, a menos que esas palabras salen de su boca.

No sabes si un hombre es lo suficientemente maduro para estar en una relación comprometida contigo, y no sabes cuáles son sus verdaderas intenciones, a menos que hagas preguntas.

En tu relación, si lo tienes arreglado, una vez que las necesidades de ambos y de tu cónyuge están satisfechas, se da una recompensa. Cuando esto sucede, las probabilidades de que el hombre engañe son muy escasas, porque no va a buscar fuera de la relación para satisfacer sus necesidades.

Un factor ENORME para asegurarse de que su hombre no la engañe es asegurarse de que tienen una vida sexual frecuente y saludable. Que tanto las necesidades sexuales de él como las tuyas estén satisfechas. Porque, ¿qué pasa si no se satisfacen? Comienza con un pensamiento, entonces podrían ir a buscar en otro lugar para obtener esas necesidades satisfechas.

Una solución realmente sencilla para tener sexo frecuente es asegurarse de tener sexo al menos una vez a la semana.

Puede parecer una tontería, pero si estáis tan "ocupados", programad un tiempo para estar el uno con el otro y tener sexo. No hay nada malo en ello; de hecho, es mucho peor no tener sexo que tenerlo programado. A veces los hombres y las mujeres sólo necesitan un poco de buen sexo y controlar sus deseos. Pero no lo conviertas en una rutina: "Vale, cariño, son las siete. Vamos a tener sexo". Sólo se trata de adquirir el hábito de tener un sexo consistente y frecuente. No hay nada más aburrido que cuando la vida se vuelve rutinaria y monótona.

Si tienes que hacerlo, trata de condimentar las cosas para que el sexo vuelva a ser divertido. ¿Hay algo que le gustaría que hicieras, pero no lo haces? Quizá sea el momento de probar algo nuevo.

· · ·

Intenta poner a tu hombre de humor para tener sexo. Tanto los hombres como las mujeres desean tener sexo, pero parecen esperar que su pareja les ponga de humor. ¿Por qué no ser proactiva en tu vida sexual y ayudar a tu pareja a tener ganas? Otra cosa que deberías hacer es crear tu dormitorio como un lugar para tener intimidad.

Si ves la televisión en tu dormitorio, quita el televisor.

Sea consciente de cómo funciona la atracción. ¿Sigues siendo físicamente atractivo para tu pareja? A menudo, cuando las personas inician una relación, después de un cierto periodo de tiempo, la relación se vuelve demasiado cómoda y rutinaria, entonces ambas personas se dejan llevar. Puede que ya no lleves la ropa sexy que solías usar cuando empezasteis a salir. Puede ser que ya no inspires a tu pareja a ser sexual contigo. Otro tipo de atracción es la emocional. Este tipo de atracción es más vinculante e íntima.

Otro factor es nuestro entorno. ¿Nos rodeamos de personas y cosas negativas que nos quitan la energía? ¿O nos rodeamos de personas y cosas que nos inspiran, nos emocionan, nos hacen sentir mejor con nosotros mismos e incluso aumentan nuestra energía sexual?

Para que una relación tenga éxito, es necesario que haya momentos predecibles e impredecibles en la relación. Los momentos imprevisibles mantienen la relación fresca, viva y no aburrida. En lugar de tener los momentos habituales en los que ambos llegan a casa después del trabajo, preparan la cena, pasan un rato juntos y luego se van a la cama (quizás teniendo sexo, quizás no).

Podrías, un día, sorprender a tu hombre cuando llegue a casa del trabajo y tener sexo de inmediato. Muchos hombres apreciarán la excitación y la aventura que supone ese momento espontáneo. Por ello, la ley de la reciprocidad estará en funcionamiento. Cuando haces algo espontáneo que tu hombre aprecia, él sentirá la necesidad de sorprenderte con algo que cree que realmente vas a apreciar y disfrutar.

LAS 7 FORMAS EN QUE LAS MUJERES HACEN QUE LOS HOMBRES HUYAN

. . .

1. **Necesidad:** Ya hablé ampliamente de esto en el último capítulo

2. **Ser difícil de complacer:** Esposa feliz, vida feliz. Ser fácil de complacer hace que un hombre se sienta bien consigo mismo. Se siente exitoso en su relación contigo.

Ser difícil de complacer no le hace sentirse bien consigo mismo. Pero de nuevo, debes compartir tus necesidades de una manera sana que haga que tu hombre quiera escuchar.

3. **Controladora:** Cuando eres controladora, esto hiere el sentido de libertad de un hombre, para que haga lo que quiera. Muchas veces, las mujeres inseguras o celosas se vuelven controladoras y ponen todos los límites y muros que hacen que el hombre con el que están se sienta claustrofóbico en esa relación. Ningún hombre quiere estar con una mujer que exige saber todo lo que hay que saber sobre él, dónde está, con quién habla, qué hace. Esto vuelve a la confianza en su relación. Si crees que eres controladora, tienes que averiguar por qué eres controladora, porque un

hombre maduro nunca se quedará en una relación controladora.

4. **Demasiado sensible**: No puede ser él mismo a tu lado si siente que debe mimarte. Porque si dice algo incorrecto, te hará estallar. Un hombre no quiere ser tu padre; quiere ser tu pareja.

5. **Críticas y juicios de valor:** Un hombre no quiere sentirse golpeado por ti, que le digas constantemente lo que está haciendo mal. Esto le hace sentir impotente y menos hombre.

6. **Ir con frialdad:** Algunas mujeres no son conscientes de su propia sexualidad; por lo tanto, no ponen energía sexual en su relación. El sexo es una parte importante de una relación para los hombres, y yo diría que es igual de importante para las mujeres. ¿No estás de acuerdo? Una vez que un hombre se da cuenta de que no vas a ser una pareja muy sexual, es muy probable que quiera cortar por lo sano y estar con otra persona.

. . .

7. **Centrada en la lista de cosas por hacer:**
Cuando estás más centrada en hacer cosas en tu vida -
hijos, tareas, carrera- y no en atender las necesidades
sexuales de tu hombre, va a haber cierta pérdida de
atracción.

8

Cómo Conquistar A Tu Chica Y Demostrarle Que Eres La Elegida

LAS CUATRO MEJORES FORMAS DE MOSTRAR TU INTERÉS POR ÉL

Los hombres y las mujeres piensan muchas cosas iguales en su cabeza. El problema entre hombres y mujeres es que las mujeres no dan a los hombres ninguna señal para que se acerquen a ellas, señales de ánimo.

Cada vez que un hombre te ve y sabes que te ve, te está mirando, ¿y qué hacen la mayoría de las mujeres? Absolutamente nada.

• • •

Si realmente entendieras cómo piensa la mayoría de los hombres, sabrías que la mayoría de los hombres buscan una señal, cualquier forma de invitación, para poder acercarse y hablar contigo. Esto es porque la mayoría de los hombres tienen miedo de acercarse y hablar contigo.

No saben qué decir. Sólo quieren algo como una sonrisa, mantener el contacto visual durante un segundo, cualquier cosa que indique tu interés por ellos.

El problema de los hombres es que piensan demasiado. Piensan que necesitan una cosa "perfecta" para decirte en ese momento, aunque saben que no hay una cosa perfecta para decir, y tú sabes que ningún hombre te ha dicho nunca la cosa perfecta cuando se te acercó por primera vez. Si inician una conversación contigo, se quedan atrapados en su cabeza. No pueden salir de su cabeza y entrar en el momento presente. Se pierden todas las señales que le das, y buscan en su cerebro de cavernícola alguna forma de cortejarte, cuando todo lo que tenían que hacer era respirar profundamente y relajarse.

· · ·

Conocer hombres es increíblemente fácil. No son tan inteligentes cuando se trata de conocer mujeres. De hecho, pueden ser demasiado inteligentes para su propio bien y complican en exceso un simple proceso de acercarse a alguien y saludar.

¿Cuál es el secreto para atraer a los hombres?

Es fácil: respira, sonríe y vendremos corriendo hacia ti como un niño pequeño.

Nunca debes sentirte intimidada por ningún hombre, por muy atractivo que parezca por fuera. Por eso, si ves a un hombre que te atrae, no cruces los dedos y reces para que se te acerque, porque no lo hará. Depende de ti ser proactiva y sonreírle. Sí, te estás exponiendo en una pequeña medida, pero hace falta mucho más valor para que un hombre, o incluso una mujer, se acerque a un miembro del sexo opuesto y se arriesgue a ser rechazado.

Pero eso es lo bueno de que TÚ le des a los hombres que te atraen una simple sonrisa. El hombre lo ve como una invitación y se animará a hablar contigo por tu sonrisa (si se siente atraído por ti).

La regla de la sonrisa.

La mayoría de los hombres no se creen que les estés sonriendo. Lo más probable es que nunca haya sucedido antes y, francamente, no creen que sea para ellos.

Mirarán a su alrededor para confirmar que realmente es para ellos, e incluso si no ven a otro chico más atractivo que ellos cerca, seguirán sin creer que esa sonrisa era para ellos.

Por lo tanto, debe volver a sonreír. Él comprobará si le sonríes, y cuando lo haga, asegúrate de enviarle otra sonrisa.

Esto será una notificación instantánea para él de que, sí, esto es la realidad, y esa sonrisa es realmente para él. De nuevo, los hombres también tienen miedo de acercarse a las mujeres. Necesitan esa luz verde; bueno, necesitan más de una luz verde, porque la primera les parecerá un espejismo a la mayoría de los hombres.

. . .

Pero aquí está el escollo, ¿estás preparado?

Quieres a ese chico increíble y seguro de sí mismo que se acercará a ti de manera que te excite, pero una vez que tenéis una conversación coqueta y os intercambiáis los números, empiezas a dudar de la conversación.

Pensando que probablemente él hace esto todo el tiempo. Y quizás lo haga o quizás no. Conseguiste exactamente lo que querías con el acercamiento, pero lo cerraste por tus propios miedos e incapacidades. En realidad no importa si eres la única mujer a la que se ha acercado o la centésima, porque si pasas el resto de tu vida junto a este "Sr. Perfecto", ¿qué importa? No importa.

Pero las mujeres tienen todo el poder en sus interacciones con los hombres. Los hombres no cortejan a las mujeres; las mujeres cortejan a los hombres. Desde el momento en que le invitas a venir a hablar contigo, a darle tu número de teléfono, a tener esa cita y demás, las mujeres siempre han tenido todo el poder. Simplemente han elegido no utilizarlo. Como dije al principio, la vida es una serie de elecciones.

Conseguir un hombre es sencillo. Sonríes para invitarle y le animas a interactuar más en una conversación. Lo haces diciendo algo divertido o interesante, es decir, eres activa en la conversación con él. Así él SABE que estás interesada en él. Recuerda que los hombres necesitamos señales y muchas.

Danos esa luz verde.

Ahora bien, no se puede negar la existencia de asquerosos en el mundo. Los hombres que miran fijamente a las mujeres -pechos, culos y piernas- como si nunca hubieran estado con una mujer, y quizás no lo hayan hecho. Pero no puedes dejar que una experiencia con unos pocos hombres espeluznantes empañe la forma en que piensas sobre el tipo medio que está ahí fuera, tratando de conocer a alguien especial.

Una buena manera de empezar una conversación con un chico es con una pregunta de situación, porque a los chicos les encanta ayudar. Aunque a algunos les gusta ayudar demasiado. Si empiezas una conversación con "Me pregunto..." o "Tengo curiosidad..." conseguirás que cualquier chico te hable.

Si sigues esperando a que el chico adecuado venga a hablar contigo, vas a estar esperando eternamente. Este juego, este juego de citas, tiene 2 jugadores.

Y no es culpa de nadie que la sociedad lo haya establecido así. Pero ninguna mujer debería enfadarse con los hombres por no tener los "cojones" de acercarse a ellas, sobre todo, cuando la mayoría de las mujeres no tienen los "cojones" de hacer una pequeña señal a los hombres para invitarlos.

Si sonríes y un hombre no te habla, no pasa nada, no es culpa tuya. Al menos lo has intentado y has sido proactiva.

Él se lo pierde, no tú. Esto no es una película, es la vida real y las posibilidades de que se produzca un momento fortuito son escasas.

. . .

Hay muchas mujeres que piensan que no son lo suficientemente atractivas para conseguir el tipo de hombres que desean. Esto no podría estar más lejos de la realidad.

En la época actual, creo que esconderse detrás de un dispositivo electrónico está dañando la autoestima de muchas personas.

Tanto los hombres como las mujeres no se sienten bien con su apariencia, y todos los rostros y cuerpos photoshopeados que se ven en los anuncios no ayudan a nadie. Pero...

Tú eres el tipo de alguien. Todas las mujeres son del tipo de alguien. ¿Pero qué pasa si tu tipo tiene demasiado miedo de acercarse a ti? ¿Qué pasa si tu tipo no se acerca a ti, a menos que primero reciba una señal? ¿Y si nunca se va a dar la oportunidad de conocerlo, porque no quiere arriesgarse a sonreír a un tipo cualquiera en el supermercado que le interesa? Sería una pena que así fuera.

. . .

Averigua cuál es tu tipo. Una vez que sepas cuál es, ¡busca ese tipo!

Permíteme ponerlo de esta manera: La mayoría de los hombres están esperando que les des una señal. Y, la mayoría de las mujeres están esperando que los hombres hagan el primer movimiento, que se acerquen a ellas.

¿Eres una mujer que espera a que el hombre hable primero?

¿Con cuántos hombres has salido durante mucho tiempo que hayan hablado contigo primero?

Si eres el tipo de mujer que espera a que un hombre hable primero, ¿cuántos de esos hombres que se te acercan primero te parecieron atractivos?

. . .

En la mayoría de los casos, he comprobado que la mayoría de las mujeres a las que se les acercan los hombres no se sienten atraídas por ellos. Tendrían suerte si 2 de cada 10 hombres atractivos se acercaran a ellas primero. Lo que significa, si - y un gran "si" aquí:

- Si 100 hombres se te acercan, tendrás 20 citas con hombres que te atraen.

¿Cuánto tiempo estarías esperando para que se te acerquen tantos hombres en primer lugar? ¿5-10 años?

El hecho es que DEBES ser más proactiva en tu vida de citas. Si quieres estar con un hombre mejor y más maduro, tienes que invitar a más hombres a venir y hablar contigo.

Esto es un juego de números. Los hombres no pensarán que eres fácil por esto. En el peor de los casos, si no te gusta el tipo después de hablar con él durante un par de minutos, simplemente aléjate.

Pero si sigues jugando al juego de las "citas proacti- vas", las probabilidades están a tu favor, porque las mujeres tienen el poder. Pero si juegas al juego de las citas reactivas, estás dejando a muchos hombres de calidad sobre la mesa.

Hay tantos hombres increíbles por ahí, que son demasiado tímidos para acercarse o simplemente no creen que sea apropiado acercarse a una mujer en un entorno público. Sin embargo, si no les sonríes y les haces saber que estás interesado, nunca se acercarán a hablar contigo, porque tienen demasiado miedo.

Hay cuatro claves para mostrar a los hombres tu interés:

1. Entiende que los hombres tienen miedo de acercarse a ti. Si esperas a que un hombre se te acerque, vas a seguir esperando, hasta que te encuentres en una situación potencialmente desesperada, en la que te metas en una relación con un chico que no te interesa tanto, pero de nuevo, hazlo por desesperación. Pero si sonríes a los hombres, mantienes el contacto visual y participas activamente en la conversación, haciendo preguntas, coqueteando, mostrando tu interés en tu lenguaje corporal, puedes tener miedo de que si diriges la conversación de esa manera, porque el hombre está nervioso, piense que eres la agresora. Esto no podría estar más lejos de la realidad. El hombre pensará que

ha hecho todo el trabajo pesado y se dirá a sí mismo que ha hecho todo el trabajo, sólo para sentirse mejor, aunque sea mentira.

2. Una vez que intercambiéis números, de nuevo, no esperes al hombre. Hay un impulso que se construyó después de la interacción inicial entre ustedes dos. Pero de nuevo, la mayoría de los hombres piensan demasiado en las cosas más básicas. Piensan que si te mandan un mensaje el mismo día o al día siguiente, parecerán demasiado necesitados. Entonces, ¿qué hacen para arruinar el momento? Esperan un par de días, intentan actuar con frialdad, como si estuvieran muy ocupados cuando, en realidad, estaban sentados en casa pensando en reunirse contigo. Pensar qué es lo "perfecto" para enviarte un mensaje. ¿Y qué haces? Tratas tu número de teléfono como un producto. Si es lunes, le envías un mensaje de texto diciendo: "Este número caduca el sábado :)" Esto pone la pelota en su tejado. Sabe que estás interesada, porque acabas de darle luz verde.

3. Anima y provoca a un hombre en cada etapa. Esto hará que los hombres te persigan desde la primera interacción, hasta el dormitorio (si así lo decides). Pero

no juegues con la mente de un hombre. Se necesitan dos para bailar un tango. Si juegas con la mente, puedes perder al chico porque ha malinterpretado lo que estabas haciendo. Por ejemplo, os intercambiáis mensajes de texto, él te pide salir el fin de semana, pero tú le respondes "estoy ocupada" y le dejas colgado. Una mujer madura diría: "Estoy ocupada, qué tal este día...". Entender cómo funciona la mente masculina es saber que los hombres necesitan estímulos y elogios. Los hombres son simples.

4. Sé amable con todas las personas que conozcas. No importa lo sexy que te veas, si expresas una actitud inaccesible, ningún hombre va a acercarse a hablar contigo. Si emites esta energía positiva y eres amigable con todas las personas con las que te cruzas, los hombres van a captarlo. La mayoría de la gente va a la deriva por su vida metida en su cabeza y cerrada al mundo. Esto las hace inaccesibles. No importa si es un hombre o una mujer. Nadie va a acercarse a hablar contigo si parece que estás de mal humor. Puedes crear un impulso amistoso que dure todo el día. Saluda a la persona que pasa por delante de ti, sonríe más, haz las pequeñas cosas que te ponen de mejor humor social. Así, cuando te encuentres con el chico que más te atrae, estarás desprendiendo esa energía positiva y él

estará muy abierto a iniciar una conversación contigo, porque simplemente hay algo en ti, y no puede precisarlo.

Algunas personas podrían argumentar que, si un hombre no se acerca a ti por su cuenta, es que no se siente tan atraído por ti. Y esto no podría estar más lejos de la realidad. Todos tenemos ego; todos tenemos miedo a ser rechazados y a lo que la gente que nos rodea piensa de nosotros. Aunque sus opiniones no importa, porque no se preocupan por ti, por alguna razón, nos importa lo que piensan. Por lo tanto, el hecho de que seas el tipo de mujer que hace que su corazón se acelere no significa que vaya a acercarse a ti. Hay muchos factores: ¿tiene prisa, está de buen humor, hay mucha gente alrededor, está vestido para el momento, siente que es lo suficientemente bueno para ti?

La lista es interminable. Pero no juegues al juego del ego pensando que no necesitas sonreír e invitar a los hombres.

· · ·

De lo contrario, como he dicho, puede que tengas que esperar mucho tiempo o que nunca encuentres al hombre adecuado.

No cometas el error de pensar que un tipo seguro de sí mismo es realmente un jugador. La mayoría de los jugadores son chicos muy jóvenes de 20 años. La mayoría de los hombres de más de 35 años no son jugadores, aunque eso no quiere decir que no haya jugadores de mediana edad; los hay, y podemos dar las gracias a Cialis por ello. Pero en su mayor parte, un hombre que crees que es un jugador es realmente un hombre con confianza.

¿QUÉ DECIR Y QUÉ HACER PARA QUE UN HOMBRE QUIERA COMPROMETERSE?

Las mujeres no parecen tener demasiados problemas para conseguir que los hombres aparezcan en su vida. Parece que tienen un problema para conseguir que los hombres se comprometan. Pero en lugar de culparte a ti misma, la pregunta podría ser, ¿por qué los hombres son muy poco comprometidos?

· · ·

¿Qué les hace querer irse y encontrar a otra persona con la que estar?

Para simplificar, muchos hombres disfrutan de la persecución de conocer y salir con una nueva mujer. Y una vez que el período de "luna de miel" termina, buscan la emoción en otro lugar, porque el fuego se ha apagado en ellos. La razón por la que el fuego se apaga una vez que han estado en una relación durante bastante tiempo se debe al miedo a la libertad, o a la falta de libertad, en este caso. La libertad a la que me refiero es la libertad de vivir su vida como la imagina en su mente. La visión que él crea.

Algunos hombres creen que al comprometerse en una relación, pierden libertad. Ya no podrán tener una vida divertida y emocionante.

Aunque no sea cierto, es la imagen que tienen en su mente sobre el compromiso. Por eso el apoyo y el estímulo son una clave vital para el éxito de una relación. Si un hombre siente que lo apoyas en cualquier decisión que tome, su pasión por la relación se mantendrá elevada. Y por decisiones me refiero a su propósito o a sus objetivos vitales, no a la posibilidad de acostarse con otras mujeres.

Otra cuestión es escuchar lo que el hombre te está diciendo realmente.

A veces, un hombre dirá de plano que no está preparado para una relación comprometida. Pero algunas mujeres creen que, a través del sexo o las vacaciones, pueden hacerle cambiar de opinión, y puede que eso funcione con algunos hombres. En la mayoría de los casos, no funcionará, porque él simplemente no quiere comprometerse. Sé que suena demasiado simplista, pero es cierto. Si usted no quería entrar en una relación comprometida en el momento, y que sólo se estaban divirtiendo.

Viendo lo que hay, si te encuentras con un tipo que es genial en la cama o te prodiga en regalos, puede que lo veas por ese momento, pero en tu mente, no te estás comprometiendo con él. Él podría pensar que te está conquistando y que es una gigantesca partida de ajedrez. No importa lo que haga, porque simplemente no estás lista para un compromiso. Así son algunos hombres. Si no están realmente listos para comprometerse, entonces no hay nada que puedas hacer. O bien, un hombre inmaduro fingiría que quiere comprometerse, pero de nuevo, en su mente, no está listo; está buscando esa opción "mejor".

Dale a los hombres el espacio necesario (libertad) para ver lo genial que eres, y se darán cuenta de que eres genial. Como muchos hombres quieren la libertad, pero están viendo a una mujer que creen que es genial, jugarán juegos mentales con ellos mismos. "Oh, ella es genial, pero no estoy seguro".

De esta manera, si le das espacio a un hombre, en lugar de asfixiarlo, tratando de meterlo en una relación, lo más probable es que se dé cuenta de que sí quiere estar contigo.

Mientras que, aunque un hombre pueda pensar que eres estupenda, si le asfixias y le das un ultimátum, eso le alejará y cambiará su opinión sobre ti. Esto no quiere decir que debas hacerte la dura; no deberías.

Simplemente no apresures a un hombre para que se comprometa contigo; debe ser un proceso que se desarrolle naturalmente. En el momento en que una mujer presione a un hombre para que se comprometa, él pulsará el botón de expulsión. La razón más probable por la que una mujer presiona a un hombre para que haga algo es por sus propias insuficiencias y miedos.

Esta afirmación se aplica realmente a casi cualquier aspecto de la vida. Si se intenta presionar a alguien, suele ser por miedo. En el momento en que esa persona hace una sola cosa mal en la relación, estás encima de ella.

Otras veces, los hombres quieren comprometerse, pero son indecisos. Salen con un par de mujeres a la vez, y una de ellas les gusta mucho. Hay muchas cualidades en ella que le gustan.

Pero... esta otra mujer, tiene una cosa que es increíble, si sólo la primera mujer tuviera esa cualidad, sería perfecta. Es este pensamiento perfeccionista el que hace que algunos hombres sean indecisos, aunque parece que no pueden entender que nadie es perfecto. Y por mucho que busquen, nunca encontrarán una mujer perfecta.

¿DICES ESTAS COSAS?

Hablé de que la vida es un reflejo de tus pensamientos y creencias actuales. Si fueras capaz de cambiar eso, serías capaz de cambiar tus circunstancias y las situaciones que te suceden. En su mayor parte, toda esta sección trata de no ser negativo. Si pudieras poner esfuerzo en eliminar los pensamientos negativos de tu mente, verías un cambio en el tipo de hombres que aparecen en tu vida. Puedes simplemente hacer eso cuando tengas un pensamiento negativo.

Simplemente córtalo de inmediato y reemplázalo con el pensamiento exactamente opuesto o simplemente con algo positivo.

Ahora bien, cuando las mujeres tienen citas y un hombre las encuentra atractivas y se lo están pasando bien, una mujer puede estropearlo siendo negativa, al igual que un hombre puede hacer lo mismo.

. . .

Pero voy a compartir contigo algunas cosas que no debes decir, porque cuando lo hagas, los hombres irán corriendo en dirección contraria. Pensarán para sí mismos, si ella es así de negativa ahora, piensa cómo será en el futuro cuando se sienta más cómoda.

Para empezar, no hables de nada negativo que esté ocurriendo en tu vida. De todos modos, deberías centrarte en eliminar los pensamientos negativos de tu mente. No se trata de un pensamiento positivo, ya que uno se convierte en lo que piensa. Empieza a hablar y a pensar en las cosas que quieres en la vida, en las cosas que te emocionan y te apasionan. Si no tienes nada, será mejor que empieces a buscar algo.

Porque cada día es un regalo; no lo desperdicies.

A continuación, no menciones nada negativo sobre tu cuerpo. Si un hombre tiene una cita contigo, considera que es una señal de que se siente físicamente atraído por ti.

. . .

Decir algo sobre ti es negativo. Lo más probable es que no se dé cuenta y que se apague una vez que se dé cuenta. La razón por la que se apaga es porque te estás "cagando" en ti misma. Eso no es atractivo. No te excitaría un hombre que te dijera cosas negativas sobre su cuerpo.

Nadie es perfecto, y los hombres sólo quieren estar con una mujer que acepte y aprecie su cuerpo tal y como es. Y si tienes problemas con tu cuerpo, eso es cosa tuya, así que hazte responsable de ello y haz algo para cambiarlo.

No hables de tus ex-novios o de tu(s) matrimonio(s) que fracasaron. Por otro lado, no hables de un posible matrimonio o de tener un bebé con el chico. Esto le hace pensar que eres el tipo de mujer que quiere apresurar la relación para formar una familia. Él sabe que estás en edad de formar una familia. Esto es algo que debería discutirse después de algunas citas. Esto le quita a un hombre la mentalidad de libertad, si no está preparado para tal cosa.

. . .

No actúes como si conocieras a un hombre desde siempre cuando en realidad acabas de conocerlo, quejándote de todo lo que está mal en tu vida.

Quejarte de un amigo que te hizo mal. Quejarte de tu vecino, o de tu coche que acaba de ser golpeado. Esto solo pone negatividad en su mente, y querrá terminar la cita antes de tiempo y no volver a verte.

Por último, espera a que llevéis uno o dos meses saliendo juntos antes de meter a los amigos o a la familia en el asunto.

Un hombre quiere conocerte sólo a ti, porque la mayoría de la gente sabe que, a medida que pasa el tiempo, la "verdadera" persona empieza a salir lentamente. Las capas de la cebolla comienzan a ser peladas. Apresurar a un hombre para que conozca a tus amigos o a tus padres sólo supone una presión adicional para él, y puede que no esté preparado para ello. Espera uno o dos meses, y entonces podrás salir con tus amigos y los suyos. A menos que se sienta cómodo y quiera conocer a tus amigos rápidamente. No planees que la cita nº 2 sea una cena con amigos y familia.

. . .

UTILIZANDO EL SEXO PARA COMUNICARSE EN EL "LENGUAJE MASCULINO"

Los hombres y las mujeres no nos entendemos tan bien, es decir, no nos comunicamos con el mismo lenguaje. Esto tiene que ver con que vivimos en una sociedad en la que todo el mundo quiere todo ahora (gratificación instantánea), y en la que todo el mundo se siente con derecho a todo lo que quiere (auto-derecho). No es así como funcionan las relaciones, la mayoría de las relaciones requieren trabajo, pero éste requiere madurez emocional. Sin embargo, las peleas son uno de los aspectos de las relaciones que son inevitables, se van a dar de cabezazos de vez en cuando. Se trata de estar con alguien con quien estés dispuesto a superar las dificultades.

Los hombres sólo quieren saber cómo complacer a las mujeres. Los hombres quieren ser amados, respetados y quieren ser atractivos para el sexo opuesto. Y no sólo eso, los hombres quieren entender a las mujeres. Pero no es imposible para un hombre o una mujer entender realmente al sexo opuesto, porque en el momento en que crees que lo haces, te estás bloqueando para entender al individuo que crees que ya entiendes. Aunque la información de este libro te ayudará a entender a los hombres en pocas palabras, te estás limitando al pensar que entiendes a un determinado hombre por unas cuantas nociones preconcebidas que tienes respecto a los hombres en su conjunto.

Cuando el sexo funciona en una relación, esto puede mantener unida a una pareja que no debería estarlo.

Pueden pensar que tienen un "vínculo" especial cuando no es así, simplemente tienen buen sexo, o su pareja es buena en el sexo. Así que miran más allá de los problemas. Pero cuando se tiene buen sexo en una relación, generalmente significa que hay bastantes cosas en la relación que funcionan.

¿Cómo mantener la pasión y el amor para que usted o su hombre no quieran ser infieles?

Añade la novedad a tu vida sexual para mantener las cosas frescas. Pero una vez que hagas esa locura fetichista que te ha estado dando la lata durante años, ¿qué?

Comparte tus fantasías con tu amante porque cuando puedes compartir tus fantasías sexuales con tu amante y no te juzga, se produce un nivel de aceptación en la relación que también crea confianza en un amor sexual.

La crítica es la decadencia en una relación. Cuanto más critiques a tu pareja, más va a perjudicar tu vida sexual a largo plazo.

9

Cambiando El Comportamiento De Los Hombres

LOS HOMBRES rara vez utilizan el asesoramiento y la terapia como una forma de cambiar el comportamiento problemático.

Hay algo en el proceso de la terapia que es demasiado femenino para la mayoría de los hombres. La terapia pide a los hombres que sean introspectivos, un proceso que la mayoría de los hombres encuentran difícil y problemático.

La terapia pide a los hombres que compartan sentimientos muy personales, algo que se les ha enseñado a no hacer. La terapia pide a los hombres que confíen en otra persona, cuando a menudo son incapaces de confiar siquiera en quienes les han criado y en las esposas y novias que ahora les quieren.

La terapia pide a los hombres que sean sensibles a los demás, pero los hombres suelen creer que, como proveedores y cuidadores, las mujeres y los niños son insensibles y poco agradecidos, y que la sensibilidad hacia los demás no tiene recompensa.

Sin embargo, los autores creen que la terapia puede ser útil si es de apoyo, de refuerzo, de instrucción (dar consejos) y no de confrontación, y escriben, los psicólogos consejeros necesitan ofrecer programas que enfaticen la autoayuda y la resolución de problemas en lugar de ofrecer únicamente asesoramiento para profundizar en el autodesarrollo y las emociones personales. Nuestros hallazgos son consistentes con la tradición en la psicología de asesoramiento que fomenta el uso de formatos culturalmente sensibles para proporcionar servicios a los clientes que representan minorías étnicas y aquellos designados como "poblaciones especiales." Aunque no es habitual pensar en los hombres de esta manera, también es cierto que la mística masculina genera un mundo de supuestos único que parece funcionar como una barrera para los hombres en muchos ámbitos (por ejemplo, emocional, psicológico).

En un estudio sobre la disposición de los hombres a hablar de sus sentimientos y de su vida emocional, sus colegas informan de que, si bien los hombres pueden los hombres pueden ser incapaces de responder a las preguntas que se les plantean sobre su vida emocional, responden responder fácilmente a las preguntas que implican la resolución de problemas, la realización de tareas y actividades estructuradas. Los autores sugieren, como alternativas a las respuestas orales a las preguntas sobre los sentimientos, que los hombres obtienen mejores resultados cuando se les proporcionan evaluaciones escritas y tareas educativas estructuradas.

Sin embargo, los hombres con niveles más bajos de estrés de género son perfectamente capaces de hablar eficazmente sobre las emociones. Los autores descubrieron que el estrés es uno de los problemas más comunes que los hombres quieren discutir en el tratamiento y que el 80% de los hombres en su estudio participaron fácilmente en una discusión sobre las mejores formas de aliviar el estrés. Los autores sugieren que centrarse en la conciencia física y emocional del estrés puede conducir a cambios en el comportamiento y la actitud. Uno de los problemas comunes de muchas formas de terapia es no reconocer que cuando los hombres entran en terapia, están experimentando formas de malestar físico (ira, ansiedad, depresión, estrés y confusión). Como la terapia se centra en el alivio de estos malestares físicos, el cliente siente alivio y probablemente haya cambios bioquímicos como resultado. El hombre que se siente mejor continuará el tratamiento porque parece haber una relación directa entre la terapia y el alivio de los síntomas. Cuando los hombres van al médico, si no se sienten mejor después de ver al médico, o bien acuden a otro o no acuden a nadie e intentan solucionar los problemas por su cuenta. Decirle a un hombre que podría sentirse mejor meses después meses es lo mismo que invitarle a abandonar la consulta.

Hay otras formas de ayudar a los hombres. El resto de este capítulo trata de algunas El resto de este capítulo trata de algunas formas prácticas de ayudar a muchos de los hombres que experimentan graves problemas en sus vidas.

. . .

Mucha gente piensa que hay algo mágico en la terapia y en las muchas teorías que explican cómo la gente cambia su vida. Al fin y al cabo, lo que hace la terapia es analizar de forma lógica los problemas y, de forma igualmente lógica, desarrollar estrategias para tratar cada uno de los problemas a los que te enfrentas.

Puede sonar simplista, pero eso es lo que finalmente ocurre. Sin duda, el camino hacia el cambio puede tener sus baches y balsas, y reunir la energía y la sabiduría para tomar decisiones correctas puede llevar tiempo, pero al final, los hombres controlan su vida igual que tú. Tú decides cómo quieres vivir tu vida, lo que te gusta y lo que no, los problemas que más te molestan y los problemas emocionales que te persiguen año tras año. Ningún terapeuta puede hacer magia. Puede empujar, explicar, confrontar y simpatizar contigo y tus sentimientos, pero al final, tú tomas la decisión de cambiar.

Está claro que hay cuestiones del pasado que hacen que nuestro camino hacia la salud esté lleno de desvíos. Ciertamente, nuestros padres nos dejan legados de cuestiones y creencias no resueltas y pueden causar confusión y dolor.

A veces es difícil superar una crisis o un acontecimiento vital especialmente problemático, como un
matrimonio doloroso o una tragedia.

Los problemas de salud pueden alejarnos
legítimamente de nuestro viaje hacia el autodescubri-
miento y la salud emocional.

Todos estos problemas vitales actuales y anteriores
forman parte de la vida. Somos conscientes de que nos
afectan, pero no tenemos por qué convertirnos en
esclavos de lo que ha ocurrido en el pasado. Lo hecho,
hecho está. Nuestro trabajo es seguir adelante con
nuestra vida y no sucumbir nunca a la tentación de
culpar a los demás de nuestros problemas actuales o de
pensar que, si algo no hubiera ocurrido, estaríamos
mucho mejor.

En realidad, nuestras vidas están marcadas por muchos
acontecimientos y, ciertamente, no podemos decir que
los problemas de los primeros años de nuestra vida sean
la razón de los problemas que ahora experimentamos
como adultos. Muchas personas tienen problemas en
los primeros años de su vida, algunos de ellos traumá-

ticos y desgarradores, y se convierten en adultos sanos y productivos. Teniendo esto en cuenta, consideremos algunas pautas que nos ayuden a dirigir nuestras vidas de forma positiva.

Primera regla para seguir adelante con tu vida: Nunca culpes a los demás de tus problemas. Nunca asumas que porque algo te hicieron cuando eras cuando eras más joven, eso debe seguir molestándote para siempre como adulto.

Culpar a los demás por nuestros problemas es muy divertido, pero no hace que el problema desaparezca. En realidad, en un estudio tras otro, el enfoque de la terapia que parece ser menos eficaz para cambiar el comportamiento de las personas es el enfoque freudiano, que trata de mostrar las conexiones entre los eventos pasados y el comportamiento actual. Hay pruebas convincentes de que este enfoque puede, de hecho, hacer que las personas se vuelvan incluso más emocionales. Las terapias efectivas son terapias directas que nos ayudan a ver un problema de la forma más racional posible y luego a desarrollar lógicamente estrategias para resolverlo. Como me dijo uno de mis antiguos clientes al final de su experiencia terapéutica:

"Solías decirme que no era lo que me hacía la gente lo que me enfadaba y molestaba, sino la forma en que pensaba en esas personas. Podía entender lo que decías en mi cabeza, pero nunca pude hacer que funcionara para mí. Entonces, la semana pasada, mi jefe dijo algo grosero, como hace siempre, y en lugar de enfadarme con él pensé: qué cabrón más grosero y qué problemas debe tener para tratar a la gente como lo hace. No me enfadé, sino que me sentí como si fuera un hecho. No sabes la sensación de poder que me dio no culparle y, al final, no enfadarme. Controlo lo que siento sobre las cosas. Es genial tener ese control".

Segunda regla: Llamarte víctima o definirte como alguien en recuperación es una gran excusa para no afrontar tus problemas. Puede que seas una víctima y puede que estés en recuperación, pero definirte de estas maneras sirve para mantener tu atención fuera del cambio y en lo que te hicieron. Desgraciadamente, demasiados escritores se centran en este aspecto de la curación porque da lugar a títulos pegadizos y vende libros. Pero, en cierto sentido, todos nos estamos recuperando de algo: la mala salud, un mal matrimonio, relaciones dolorosas, padres abusivos, una mala elección de trabajo, el desempleo, etc. Si te ves a ti mismo como alguien que se está recuperando, nunca sigues con tu vida. En cambio, te centras sin cesar en lo que estás superando.

No te defines por lo que está mal en ti, sino que te defines por lo que está bien, lo que funciona y las cosas de las que estás más orgulloso. Escucha a un amigo definirse a sí mismo para ver lo que quiero decir.

"Si alguien venía de una familia disfuncional, era yo. Había más locura en esa familia de la que cualquiera podría creer.

Mi madre y mi padre se peleaban cada minuto del día.

Todos los niños teníamos grandes problemas, desde mojar la cama hasta robar. No podías hablar de nada en casa sin que alguien se burlara de ti o te insultara.

Era una auténtica locura. Pero sabes algo, junto con la locura había mucha cordura. Nos enseñaron a ser duros y autosuficientes. Nos defendíamos unos a otros cuando era necesario.

· · ·

Todos aprendimos a ver nuestra pobreza como algo que no nos hacía malos, sólo pobres. Y al final, a todos nos fue bien en nuestras vidas. Realmente bien. Claro que tenemos problemas, ¿quién no los tiene? Pero escucho a la gente hablar de familias disfuncionales y sacudo la cabeza. Lo disfuncional está en el ojo del que mira. Lo único que sé es que, si alguien hubiera llamado disfuncional a nuestra familia, mi viejo lo habría echado de casa. Éramos una familia animada, decía. Teníamos opiniones. Nos gustaba discutir.

¿Y qué? Exactamente, ¿y qué?"

Tercera regla: La terapia es para problemas a corto plazo, no es para siempre. La terapia tampoco es un sustituto del trabajo diario que debes hacer para cambiar tu vida.

Muchas personas sustituyen la vida social por la terapia.

. . .

Utilizan a los terapeutas o a los grupos de apoyo como sustitutos de los amigos y seres queridos que deberían desarrollar por su cuenta.

La terapia debe utilizarse para los bloqueos emocionales que no podemos eliminar por nosotros mismos. La terapia es un trabajo duro y molesto. Su propósito es conseguir que veas las conexiones entre tus decisiones vitales y tu comportamiento actual. Cuando entres en una relación terapéutica, prepárate para trabajar duro. Utilizar a los terapeutas para socializar con ellos o para quejarse no es el objetivo de la terapia.

La terapia también es cara. Dependiendo de dónde viva, puede costar hasta 150 dólares la hora. Hay una serie de problemas, como la ansiedad generalizada y la depresión leve, que pueden manejarse muy bien con un breve curso de medicación.

La sofisticación de la medicación para los cambios de humor es muy alta, en la actualidad. Muchos de los nuevos fármacos parecen ser bastante seguros y pueden ofrecer un alivio relativamente rápido que la terapia no es capaz de ofrecer. La terapia no es una panacea. Debe saberlo antes de emprenderla, y asegúrese de consultar con su médico, que puede tener otras ideas sobre el motivo por el que se siente así. Recuerda que muchas enfermedades provocan cambios en el comportamiento. Consulta siempre a tu médico antes de acudir a la terapia para asegurarte de que no tienes un tipo de enfermedad concreto que pueda provocar cambios de comportamiento.

Un amigo mío llevaba varios meses sufriendo ansiedad generalizada. Se preguntaba si necesitaba terapia para algún problema emocional subyacente.

Un simple examen de azúcar en sangre descubrió que sufría una diabetes de inicio en la edad adulta. Con un control adecuado de la glucosa, la ansiedad desapareció.

Otra amiga buscó terapia para una depresión leve, pero particularmente resistente, que parecía persistir por encima de la superficie, sin importar la percepción que tuviera en la terapia.

Un sabio terapeuta empezó a sospechar de una razón física para la depresión. Efectivamente, una prueba de tiroides indicó que su tiroides estaba deprimida. La medicación adecuada eliminó el problema rápidamente.

Cuarta regla: Nadie dijo que la vida fuera siempre dulce. A veces la vida es simplemente terrible. Hay que sobrellevar las tormentas sin criticarse por los momentos que no son tan buenos. Sé que no siempre es fácil y que todos tenemos tendencia a deprimirnos cuando las cosas van mal, pero todo lo que has oído sobre la depresión y la ansiedad es cierto. Cuanto más nos deprimamos por no tener una vida perfecta, más propensos seremos a odiarnos a nosotros mismos, a enfadarnos y a preocuparnos.

Mi ecuación personal para la felicidad es que, de cada siete días, dos son estupendos, uno es malo y cuatro están lo suficientemente bien como para que no me sienta ni estupenda ni horrible. Por supuesto, más días buenos son siempre una ventaja.

Quinta regla: Muchas personas en nuestra vida tienden a emitir mensajes negativos. No los escuches y, desde luego, no los creas. Si emiten mensajes especialmente negativos, intenta comprender sus razones pero limita el contacto con ellos. Nadie necesita personas deprimidas en su vida, especialmente tú.

. . .

Hay personas que nunca han aprendido a dar mensajes positivos. Se catastrofizan y se preocupan por todo. Un amigo me cuenta que su mujer es así.

Duda, me dice, que ella haya tenido un día feliz o alegre en su vida. Cada vez que se siente feliz, acalla el sentimiento diciéndose a sí misma que algo horrible está a punto de suceder y que es mejor que se prepare para ello. Estar contenta sólo debilitará su capacidad para hacer frente a lo horrible que está a punto de suceder. "Es una de las grandes depresiones de mi vida", informa. "Tiene muchas buenas cualidades y es una esposa cariñosa y tierna, pero cuando se trata de divertirse, no sabe cómo hacerlo. Si tengo ganas de jugar, me advierte de que no me estoy preparando para las realidades de la vida.

Siempre tiene una o dos historias sobre la persona que se sentía igual que yo y luego le ocurrió algo horrible. Cualquier catástrofe, como el atentado de Oklahoma en el edificio federal o el 11-S, es una señal segura de que nunca se está lo suficientemente preparado para una tragedia.

. . .

Su madre es igual, así que sé de dónde lo ha sacado, pero, Dios mío, puede ser una locura. No quiere viajar porque sabe que va a ocurrir un accidente. Tiene lo que yo llamo "mentalidad de casa de bloque", como los supervivientes que viven con sus armas y sus perros esperando el fin del mundo. Cuando se acabe, ¿de qué le servirá a nadie estar preparado?"

Sexta regla: Ten tus propios objetivos en la vida. Esté seguro de ellos y luego cúmplalos sin importar lo que otras personas digan para tratar de disuadirlo. La mayor parte del tiempo, eso es. Si tus objetivos están desviados, te meten en problemas, son poco prácticos o están en el cielo, ten la previsión y la fuerza para cambiarlos. Jim Schefter, mi antiguo compañero de instituto, me dice que en su trabajo como escritor profesional "Si dejas que la gente critique constante-mente tu trabajo, es imposible tener éxito. Encuentro personas cuyas opiniones valoro. Sé que los comenta-rios que me dan ayudarán a mi trabajo porque siempre son positivos y, al mismo tiempo, directos y útiles. No creo que ninguno de nosotros pueda mantener un trabajo cuando otras personas nos reprenden constan-temente.

· · ·

Para hacer el trabajo que hago como escritor, necesito tener una visión de mí mismo y una confianza absoluta en mi capacidad. Puedes llamarlo sueño, Morley, pero para mí es una capacidad de trabajo. He tenido momentos en mi vida en los que otras personas golpean mi confianza. Con el tiempo, te afecta. Así que busco gente positiva con la que estar. Lo bueno que dicen y hacen es un gran motivador para hacer mejor y mejor trabajo".

Regla siete: No es lo que nos ha sucedido en la vida lo que puede hacernos infelices, sino cómo vemos estos sucesos de la vida. Los filósofos estoicos griegos creían que las personas tenían la capacidad de controlar sus emociones mediante lo que se decían a sí mismas sobre un acontecimiento. Por eso, las personas que pasan por problemas vitales realmente desafortunados suelen salir del suceso mejor de lo que estaban antes del mismo.

Como profesor que enseña y escribe sobre crisis, la investigación es muy interesante sobre el tema de la forma en que las personas afrontan las crisis personales. El símbolo chino de la crisis también significa oportunidad. Muchas personas que pasan por acontecimientos vitales horribles salen de ellos más felices, más realizadas y como seres humanos mejor integrados. Para una persona, indican que esto es así porque reevaluó su vida a raíz de la crisis y pudo trazar direcciones nuevas y más saludables.

Una vez más, no son los acontecimientos de la vida los que nos hacen infelices, miserables y sentirnos mal, sino lo que nos decimos a nosotros mismos sobre los acontecimientos.

Los terapeutas han podido demostrar que las personas hablan consigo mismas sobre los problemas a los que se enfrentan cada día. En función de lo que se dicen a sí mismos sobre los acontecimientos de la vida, se sienten tranquilos, preocupados, enfadados, deprimidos o desgraciados, tú nombra la emoción. He aquí un ejemplo de la forma en que nos hablamos a nosotros mismos y cómo puede afectarnos emocionalmente: Supongamos que estamos en el decimoctavo piso de un edificio asistiendo a una reunión.

Sólo hay una puerta para entrar y salir de la sala. Las ventanas y una caída de dieciocho pisos son las únicas otras salidas. Un perro pequeño entra en la sala. El perro puede despertar nuestra curiosidad, molestarnos o divertirnos porque cada uno de nosotros percibe la situación de forma diferente. Es decir, nuestras auto-sentencias pueden hablarnos de la situación de forma única para nosotros.

Ahora, en lugar de un perro pequeño y bonito, digamos que entra un Doberman Pinscher enorme y de aspecto muy malvado, echando espuma por la boca, con una mirada frenética y gruñendo de forma clara-mente aterradora. Sospecho que todos nos diríamos a nosotros mismos que estamos en medio de un peligro extremo.

No hay salida y la posibilidad de que nos ataquen es alta. La emoción que resulta de nuestra percepción de la situación es muy probable que sea el miedo o la aprehensión extrema. Percibimos una situación, emitimos juicios sobre esa situación y luego nos decimos a nosotros mismos en simples frases declara-tivas la información que nos permite tomar decisiones objetivas. Es así de sencillo.

Siguiendo esa lógica, si tenemos el potencial de decirnos a nosotros mismos cosas que nos causan ansiedad y miedo, también tenemos el potencial de decirnos cosas que son reconfortantes y positivas. El truco está en ver la situación de forma racional y con calma. De este modo, podemos comprender la situación y buscar soluciones de forma lógica y sistemática antes de actuar de forma lógica y sistemática antes de actuar.

Este enfoque es especialmente útil para los hombres que a menudo quieren llegar al núcleo de un problema lo antes posible, resolverlo y luego seguir con la vida.

Octava regla: Al final, no es el título universitario que tienes, ni la cantidad de dinero que has acumulado, ni los éxitos que has tenido en la vida, sino las experiencias que has acumulado, los conocimientos que has adquirido y la forma positiva y productiva en que has enfocado tu vida.

Todo lo demás, me parece, es ruido de fondo que ni te hace feliz ni te da una sacudida de buenos sentimientos cuando piensas en ello. Sin duda, hay personas que se regodean cada día con el dinero que han acumulado o los títulos y grados que han conseguido. Sin embargo, la mayoría de nosotros sentimos esa sensación de bienestar cuando pensamos en lo que hemos hecho con nuestra vida. Cuanto mejor hayamos aprovechado nuestro tiempo y más experiencias positivas hayamos tenido, más probable es que nos pongamos una nota alta por llevar una vida exitosa. vida exitosa.

Conclusión

AHORA DEBERÍAS TENER un buen conocimiento de los hombres, y ser capaz de mejorar tu vínculo amoroso.

Los hombres pueden ser difíciles de entender a veces, pero las mujeres no se cansan de ellos, ¿verdad? Es probable que hayas renunciado a los hombres en el pasado, sobre todo después de una ruptura o experiencia especialmente dolorosa, pero al cabo de un tiempo volverás a sentirte interesada, dispuesta a intentarlo una vez más.

Al fin y al cabo, esa es la esencia de la experiencia humana. Uno aprende de sus experiencias, pasa por los aciertos y los fallos, y siempre debe estar dispuesto a volver a levantarse e intentarlo de nuevo hasta que lo consiga.

En las relaciones con los hombres, hay mucho ensayo y error, así que tienes que ser flexible y estar abierta a los diferentes escenarios que puedan surgir.

Esto es especialmente cierto en la sociedad moderna actual, donde la capacidad de atención de las personas es mucho más corta y las distracciones abundan por todas partes. Te encontrarás compitiendo por la atención de tu cónyuge o pareja con otras personas, o incluso con artilugios, juegos, oportunidades profesionales y otros captadores de atención.

Pero seamos muy sinceros: aunque los hombres sean difíciles de comprender, también es lo que los convierte en las criaturas misteriosas e intrigantes que son, lo que los hace más atractivos para el género femenino, Si los hombres fueran simples y llanos. robots que pudieras programar según tus especificaciones deseadas y para atender todos tus caprichos, no tardarías en cansarte de la falta de aventuras.

. . .

A pesar de sus debilidades, su extraño funcionamiento y sus extrañas actividades, los hombres son compatibles con las mujeres y son excelentes cónyuges y compañeros, así que no los descartes todavía. Como mujer, puedes aprender mucho y hacer crecer tu carácter simplemente intentando comprender el funcionamiento interno de la psique masculina "y cómo están conectados para protegerte y procrear contigo".

Los hombres y las mujeres se necesitan mutuamente en esta existencia, por lo que intentar comprender la masculinidad de tu pareja no tiene por qué ser una carga o un obstáculo.

Considérelo una oportunidad para relacionarse mejor con esa persona a la que está dedicando gran parte de su tiempo y energía, y una inversión digna mientras construyen un futuro juntos.

www.ingramcontent.com/pod-product-compliance
Lightning Source LLC
Chambersburg PA
CBHW060502030426
42337CB00015B/1704